口腔内科学与病理学概览

Oral Medicine and Pathology at a Glance

（原著第 2 版）

原　　著　[西班牙] Pedro Diz Dios

[英] Crispian Scully

[巴西] Oslei Paes de Almeida

[西班牙] José V. Bagán

[墨西哥] Adalberto Mosqueda Taylor

主　　审　苗群爱　曹立萍

主　　译　陈　悦

学术秘书　李琼华

译　　者　陈　悦　李琼华　王　静

申　丁　何　康　董　凯

世界图书出版公司

西安　北京　广州　上海

图书在版编目(CIP)数据

口腔内科学与病理学概览:原著第2版/(西)彼得·
迪兹·迪奥斯(Pedro Diz Dios)等著;陈悦主译.—西安:
世界图书出版西安有限公司,2018.5
书名原文:Oral Medicine and Pathology at a Glance
ISBN 978-7-5192-4491-0

Ⅰ.①口… Ⅱ.①彼… ②陈… Ⅲ.①口腔内科学
②口腔科学—病理学 Ⅳ.①R781 ②R780.2

中国版本图书馆 CIP 数据核字(2018)第 093660 号

Oral medicine and Pathology at a Glance by Pedro Diz Dios, Crispion Scully, Oslei Paes de Acmeida, José V. Bogán, Adalberto Mosqveda Taylor, ISBN: 9781118670576

This edition first published 2016 © 2016 by John Wiley & Sons, Ltd.

First edition published 2010 © 2010 Blackwell Publishing Ltd

All Rights Reserved. Authorised translation from the English language edition Published by John Wiley & Sons Limited. Responsibility for the accuracy of the translation rests soley with World Publishing Xi'an Corporation Limited and is not the responsibility of John Wiley & Sons Limited. No part of this book may be reproduced in any form without the written permission of the original copyright holder, John Wiley & Sons Limited.

书　　名	口腔内科学与病理学概览	
	Kouqiang Neikexue yu Binglixue Gailan	
原　　著	〔西班牙〕Pedro Diz Dios　　〔英〕Crispian Scully　　〔巴西〕Oslei Paes de Almeida	
	〔西班牙〕José V. Bagán　　〔墨西哥〕Adalberto Mosqueda Taylor	
主　　译	陈　悦	
责任编辑	马元怡	
装帧设计	绝色设计	
出版发行	**世界图书出版西安有限公司**	
地　　址	西安市北大街85号	
邮　　编	710003	
电　　话	029-87214941　87233647(市场营销部)	
	029-87234767(总编室)	
网　　址	http://www.wpcxa.com	
邮　　箱	xast@wpcxa.com	
经　　销	新华书店	
印　　刷	陕西金德佳印务有限公司	
开　　本	889mm×1194mm　1/16	
印　　张	11.75	
字　　数	150千字	
版　　次	2018年5月第1版　2018年5月第1次印刷	
版权登记	25-2017-0024	
国际书号	ISBN 978-7-5192-4491-0	
定　　价	120.00元	

医学投稿　xastyx@163.com ‖　029-87279745　87284035

(版权所有　翻印必究)

(如有印装错误,请与出版社联系)

所 知 源 自 所 见

歌德（1749—1832）

原作者名单

Professor Pedro Diz Dios MD, DDS, PhD
Professor of Special Needs Dentistry
Head of Special Needs Dentistry Section, School of Medicine and Dentistry,
Santiago de Compostela University, Spain
Honorary Visiting Professor at UCL-Eastman Dental Institute,
University College of London (UK)

Professor Crispian Scully CBE, MD, PhD, MDS, MRCS, BSc, FDSRCS, FDSRCPS, FFDRCSI, FDSRCSE, FRCPath, FMedSci, FHEA, FUCL, DSc, DChD, DMed(HC), Dr HC
Co-Director of WHO Collaborating Centre for Oral
Health-General Health
Emeritus Professor, University College of London

Professor Oslei Paes de Almeida DDS, MSc, PhD
Professor of Oral Pathology and Medicine
Department of Oral Diagnosis, Dental School of Piracicaba
University of Campinas, Sao Paulo, Brasil
Visiting Professor at Bristol University and UCL-Eastman
Dental Institute of London, UK

Professor José V. Bagán MD, PhD, MDS, FDSRCSEd
Professor of Oral Medicine, Valencia University
Head of Stomatology and Maxillofacial Surgery Service,
University General Hospital, Valencia, Spain

Professor Adalberto Mosqueda Taylor DDS, MSc
Professor of Oral Pathology and Medicine at the Health Care Department,
Universidad Autónoma Metropolitana Xochimilco,
Professor of Oral Medicine at the Hospital General
Dr. Manuel Gea González
Honorary Professor at the National Institute of Cancerology in México City, México

译者序

作为一名牙周黏膜科医师，在我们的临床工作中，时常感觉需要一本有关口腔黏膜病的、内容更为丰富的专业书籍作为指导和提高，有幸读到 Pedro Diz Dios 等所著的 *Oral Medicine and Pathology at a Glance* 一书，感觉受益匪浅，因此希望能够介绍给更多的读者，这也是我们翻译的初衷。

关于书名有一点值得注意，因中外学科历史沿革不同，本书英文书名中的"Oral Medicine"一词，与中文的口腔内科学定义有差异，其内容既包括了传统的口腔黏膜病也涉及唾液腺疾病、关节及骨疾病等。考虑到这一点，本书的中文名确定为《口腔内科学与病理学概览》。

本书内容涵盖了与口腔颌面部相关的体格检查及辅助检查、发育异常、疱性疾病、色素性疾病、红色及紫色病损、肿胀病损、溃疡及糜烂病损、白色病损、唾液腺疾病、神经疾病、关节及骨疾病、窦疾病、口臭和艾滋病。作者通过简洁的文字、丰富的临床和病理图片、内容详实的表格，对口腔颌面部各种疾病的发病机制、诊断要点、治疗和预后进行了简要总结，适合口腔临床医学本科生、研究生以及从事口腔黏膜病以及口腔颌面外科临床工作的医生阅读。

译者们是一支来自西安交通大学口腔医院牙周黏膜科的中青年医生队伍，他们都具备口腔黏膜病学专业背景以及十年以上的临床经验积累，具有良好的专业英语水平，在整个翻译过程中，大家都表现出了极高的工作热情、态度严谨、团结合作。同时，西安交通大学口腔医院牙周黏膜科的黏膜病专家们也对本书的翻译进行了多次审校，在此对所有人的辛劳付出表示深深的感谢！

经过译者、编者们的辛勤工作，本书终于得以与各位读者见面。因时间仓促和水平所限，纰漏在所难免，希望各位读者加以指正。

陈 悦

2018.5

前　言

概览系列书籍可用作一门课程的入门读本，或考试前的复习材料。本系列的前提是书本需覆盖本科生学习的核心内容，这些内容被分解为"易消化理解的小块"。这些书籍是临床实践的基础。

口腔内科学和病理学在世界各地存在差异，这些差异体现在学科特点、重点和官方定义上。从门诊患者的口腔疾病治疗到患者多种内科和外科疾病的患者护理，这两门学科的涉及范围是不同的。口腔疾病遍布世界各地，随着全球旅游和移民的增加，多见于热带地区的疾病目前在大多数国家都能看到。

这本书的目的是提供一个口腔内科学和病理学的概述，尤其是着重于全科医学中的口腔卫生保健，预期目标是使读者阅读过本书之后，对诊断要点与治疗计划更加熟悉。

本书作者均是口腔内科学与病理学的专家和教师，分别来自欧洲和美洲，一部分人的专业方向主要是口腔内科学，另一部分则以口腔病理学为主，他们的专业经验涵盖了本书的所有疾病。所有作者都曾在北美、南美、欧洲、中东以及澳洲执教，他们都有着共同的理念，即口腔只是患者身体的一部分；预防与早期诊断很重要；患者的卫生保健不应只简单关注其口腔问题；对患者应加强卫生保健教育；卫生保健最好由多学科协作组提供，其中口腔卫生保健是一个完整且重要的部分。

对学生来说，这本书包含了口腔内科学和病理学中最重要（那些引起疼痛或影响黏膜，唾液腺或颌骨的疾病）和最常见的疾病，也有危险的甚至潜在致命的疾病，这些致命的疾病也是目前世界上大多数医学中心的临床研究热点。本书通过重点标注多种同名疾病，强调了与全科医学的紧密联系。本书由于篇幅的限制不可能做到全面，没有包含实用基础科学和人类疾病学通常所包含的课程材料，也没包含牙齿疾病和病史采集的基础。

临床医生应该牢记在任何情况下，一个诊断的得出80％来自于病史的问诊，问诊之后进行全面的身体检查和辅助检查，才能得出诊断或至少一个鉴别诊断。随后的治疗常为内科或外科治疗。

这本书讨论的是诊断和治疗，在很多情况下，有能力的从业者可进行治疗，但在一些有疑问的病例中最好还是介绍患者到口腔内科学专家处会诊，听从专家建议，共同治疗或请专家治疗。有关治疗方案效果的可靠证据较易获得，但数据较少，因此相关知识仍有很多空白，尤其是与生物反应调节剂相关的知识。

这本书所包含的资料都是新的，但是我们仍然引用已经出版物刊物中所描述的内容。特别 Scully C 所著 *Oral and Maxillofacial Medicine*（3 版），Churchill Livingstone

等所著 *Atlas of Oral and Maxillofacial Disease*（3 版）以及 Brown J 与 Sculy C 在 *Private Dentistry* 发表的 *Advarces in Oral health care imaging* 一文（第 9 卷 1 期 86~90 页，第 2 期 67~71 页，第 3 期 78~79 页）。

　　我们感谢所有患者，也感谢 Derren 博士（UCL）准备的微生物图像和 Jane Luker 博士 (Bristol) 从现代影像学角度给予我们的帮助建议。

Pedro Diz Dios

Crispian Scully

Oslei Paes de Almeida

José V. Bagán

Adalberto Mosqueda Taylor

等所著 *Atlas of Oral and Maxillofacial Disease*（3 版）以及 Brown J 与 Sculy C 在 *Private Dentistry* 发表的 *Advarces in Oral health care imaging* 一文（第 9 卷 1 期 86~90 页，第 2 期 67~71 页，第 3 期 78~79 页）。

郑重声明

未经出版社授权或英国版权、设计和专利法案允许，禁止将本书内容复制，全部或部分上传至检索系统，以及以电子版、复印、照相复印、录音或其他任何形式传播。

商标是公司用来区分产品的设计。本书中所有的商标名称和产品名称都是商品商标、服务商标或注册商标，出版商与这本书中提到的任何产品并不存在利益关系。出版商不提供专业服务，如果需要专业建议或其他专家协助，应寻求专业人士的帮助。

本书的内容旨在进一步促进科学研究，并不为特定患者推荐或推广特定的诊断、治疗方法。出版商、作者、译者没有就本书内容的精确性和完整性作任何保证，并且明确否认任何负责任的保证，例如针对特定目的健康和疗效的保证。针对正在进行的研究、设备升级、仪器更新换代、政府法规的变化、设备和用药等信息的不断完善，有读者要求审查和评估其包含的详尽信息例如每种药物、设备和装置的各种信息，并希望对部分问题提供详细的指示、警告和预防措施，对于这种情况读者应适当咨询专家。任何组织或网站在本书中被引用时，并不意味着作者或出版商认可该组织或网站提供或建议的任何信息。读者还应意识到，本书所列的互联网网站在著书和阅读时可能发生变化甚至消失，本作品的任何推广声明，不为其提供任何担保。无论是出版商还是作者，都不对由此产生的任何损害负责。

目　录

第①章 口腔外组织的检查

本书不包括病史采集方面的基础内容，只在文中涉及特定相关知识点。但需要强调的是，病史能够为约 80% 的疾病提供诊断信息。

在追溯病史的过程中，临床医生会注意到患者的意识水平、焦虑状态、面容、交流能力、姿势、呼吸、运动、行为、出汗、体重减轻或消瘦等情况（图 1.1）。体格检查具有指示意义，需要与患者接触，因此应遵循知情同意和保密原则，监护人可在场，应该牢记患者的宗教文化信仰（Scully, Wilson, 2006）。

当病变影响头颈部、脑神经或四肢时，即使患者穿戴整齐，也能看出相关疾病。因此，即使没有严格的检查系统，临床医生也应确保检查这些区域。

头部和颈部

应注意瞳孔的大小（如焦虑或滥用可卡因会引起瞳孔扩张，滥用海洛因会引起瞳孔缩小）。

应注意面部颜色改变：

• 苍白：如贫血
• 皮疹：如病毒感染、狼疮（图 1.2）
• 红斑：如焦虑、酒精中毒、红细胞增多症

同时应注意颜面部的肿胀，窦或瘘（图 1.3）。

面部对称性检查可以提供咬肌增大的证据，（咬肌肥大）提示可能存在紧咬牙或夜磨牙。

颈部的肿块应及时发现，可通过仔细触诊淋巴结（唾液腺和甲状腺），寻找肿胀和（或）压痛的部位，正面观察患者，注意不对称或肿胀的情况（图 1.4a、b），然后患者取坐位，检查者位于患者后方触诊淋巴结。用指腹全面、轻柔地检查每个区域，使结节移动以区分其下方较硬的组织。

可以通过肿大淋巴结的质地和特性获得一些诊断信息，质地较柔软的结节可能是炎性的

（淋巴结炎）；而那些体积较大，质地较硬，或者与邻近组织发生粘连的，可能是恶性的。

脑神经

颜面部检查应涉及脑神经，特别是面部运动和角膜反射以及面部感觉神经的检查（表1.1）。应注意观察患者说话时口腔的运动，尤其当他们通过丰富的面部表情表达自己情绪的时候。通常通过以下测试，检查患者的面部运动。

表 1.1 脑神经检查

脑神经		检 查
I	嗅神经	对一般气味的嗅觉
II	视神经	视力（Snellen 类型 ± 检眼镜检查）；眼球震颤，视野检查（对照法）瞳孔对光反射和调节反应
III	动眼神经	眼球运动 瞳孔反射
IV	滑车神经	眼球运动
V	三叉神经	面部感觉 ± 角膜反射 ± 味觉 咀嚼肌运动；下颌反射
VI	外展神经	眼球运动
VII	面神经	面肌运动 角膜反射 ± 味觉感受
VIII	前庭神经	听力（音叉在 256Hz） 平衡
IX	舌咽神经	咽反射 味觉
X	迷走神经	咽反射
XI	副神经	斜方肌与胸锁乳突肌的运动
XII	舌下神经	舌的运动

• 闭眼运动：任何麻痹的症状可能在闭眼时表现明显，患侧眼睑闭合不全和眼球上翻，此时仅可见眼睛的白色部分出现（贝尔征）。

• 当医生试图撑开患者上下眼睑时，患者会

紧闭眼睛，注意分开眼睑时需要施加的力度。

- 观察额头的皱纹，并检查两侧之间的差异
- 微笑
- 露出牙齿或噘嘴
- 鼓腮
- 吹哨

面上部的肌肉（眼睛及额头周围）由双侧神经支配，因此半侧额纹消失或眼睑闭合不全提示下运动神经元病变。角膜反射依赖于三叉神经和面神经的完整性——两者之一出现问题，则产生阴性结果。使用一缕棉捻，轻触角膜。通常会引起眨眼，但如果患者没有看到棉花，则不会引起眨眼运动，这种情况通常与三叉神经的眼神经分支病变或者面瘫引起的角膜麻痹相关。面部感觉可通过观察患者对轻触（棉絮）及针刺（使用无菌针、探针或针轻刺皮肤，不使皮肤出血）的反应进行检测。

颜面部和皮肤的感觉测试很重要，但最常见的感觉缺失是下颌麻木，由三叉神经下颌支病变引起的。

偶尔，有患者会出现半边或整个面部感觉减退或麻痹（感觉完全缺失）。若角膜反射仍保留，或在下颌角以外的区域有明显的麻痹症状（该区域不受三叉神经支配），那么该症状可能是功能性的（非器质性，如心理性因素）。

四 肢

手可能出现皮疹（图 1.5）、紫癜（图 1.6）、色素沉着如关节炎和雷诺现象。杵状指可提示全身性疾病。指甲的变化可能反映精神焦虑（咬指甲）或者疾病，例如缺铁性疾病的反甲（匙状甲）。检查者应确保系统地检查到所有口腔相关区域。

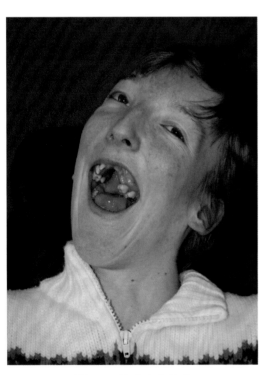

图 1.1 脑瘫患者的头

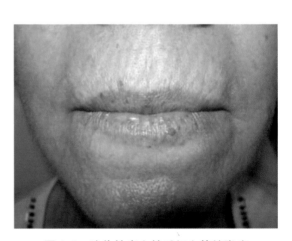

图 1.2 遗传性出血性毛细血管扩张症

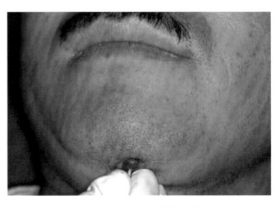

图 1.3 皮肤牙源性瘘管

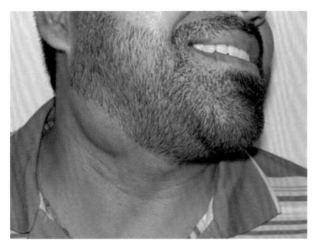

图 1.4a　脂肪瘤

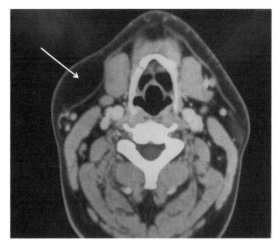

图 1.4b　脂肪瘤影像图（箭头示病变部位）

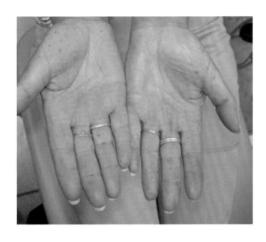

图 1.5　遗传性出血性毛细血管扩张症
（如图 1.2 所示的同一患者）

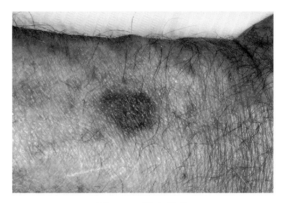

图 1.6　臂上紫癜

参考文献

Scully C and Wilson N, 2006. Culturally Sensitive Oral Healthcare. London: Quintessence.

第2章 口腔、颌骨、颞下颌区域及唾液腺的检查

最好先检查唇部。口腔内完全可视化需要光线好；可以用常规牙科综合治疗灯，特殊放大镜或 ENT 灯（图 2.1a、b）。如果患者戴有修复体，应先将其摘下后再做检查。

口腔

检查牙列和咬合。可能需要半可调式或完全可调式殆架上的研究模型。

这些在牙科基础教科书中有讨论。

所有的黏膜都要检查，从主诉或已知病变的位置开始。依次检查唇、颊、口底、舌腹、舌背、硬腭和软腭黏膜，以及牙龈和牙齿，用图表记录病变（图 2.2a~f）。表 2.1 是描述病变的（术语）。

一些病变只发生或特定发生于某些部位（图 2.3）。

黏膜病损并不总是直观的，为了帮助解决这个问题可采取的措施有：

- 甲苯胺蓝（活体）染色
- 化学发光照明
- 荧光光谱成像

甲苯胺蓝染色（图 2.4）主要将发生病理学改变的区域染成蓝色。患者用 1% 乙酸漱口 20s 以清洁该区域；然后用自来水漱口 20s；接着用 1% 甲苯胺蓝水溶液漱口 60s；然后再用 1% 乙酸漱口 20s；最后用水漱口 20s。

化学发光照明依赖于用 1% 乙酸漱口后在口腔细胞中天然存在的荧光团（图 2.5），要使用合适的波长激发。

荧光光谱法是用光照射组织（图 2.6），病损改变了荧光团浓度和光的散射及吸收，因此病损组织的可见性增强。

表 2.1　适用于描述口面部和皮肤损伤的主要术语

术语	含义
萎缩	组织缩小
大疱	上皮内或上皮下可见液体积聚（水疱）
瘢痕	愈合后的永久痕迹
囊肿	封闭的腔隙（上皮内衬）
脱屑	表皮厚度的损失（通常发生在水疱之后）
瘀斑	出血区域直径 >2cm（即瘀斑）
糜烂	大部分上皮厚度的损失（经常在水疱之后出现）
红斑	黏膜发红（来自萎缩，炎症，血管充血或灌注增强）
剥脱	上皮角化层呈鳞屑状、片状分离
纤维化	纤维组织形成过多
皲裂	线状裂口或裂缝
瘘管	由两个有上皮内衬的器官经其上皮衬里异常连接形成
疖	皮肤脓包或脓疱
坏疽	组织坏死
血肿	局部血液聚集
瘢痕疙瘩	瘢痕组织的堆积
斑	局限的颜色或质地的改变，不高出黏膜或皮肤表面
痣	出生时出现的着色病变
结节	黏膜或皮肤内的直径 >0.5cm 的实体肿块
丘疹	直径 <0.5cm 的局限性小突起
瘀点	直径 1~2mm 的点状出血点
斑块	直径 > 0.5cm 的黏膜或皮肤的突起
脓疱	上皮中可见脓性液体积聚
瘢痕	纤维组织替代另外的组织
硬化症	黏膜下和（或）皮下组织的硬化
窦	任何组织或器官中的袋或腔
肿瘤	由正常或病理性组织或细胞引起的肿胀

续表 2.1

术语	含义
溃疡	累及上皮下层的上皮缺失
荨麻疹*	局部水肿，可压缩性，通常容易消散
疱	上皮内可见的由积聚液体而形成的小的（<0.5cm）损害
风团*	局部水肿，可压缩，通常容易消散

*：两者相同

颌 骨

颌骨畸形或肿物可以通过从上面（上颌骨／颧骨）或后面（下颌骨）来检查以便准确确认，然后通过触诊以检查肿胀或压痛。上颌窦可以通过触诊来检查有无压痛。X线（华特投照法）、计算机断层扫描（CT）、核磁共振成像（MRI）、透照或内窥镜检查可以帮助检查病变。

颞下颌关节（TMJ）

检查：
- 开口型和闭口型
- 开口度（最大开口处的上下颌中切牙间的距离）
- 运动轨迹
- 关节杂音
- 髁突，通过外耳道用手指触诊

- 两侧咀嚼肌；咬肌可通过手指和拇指之间的口内－口外触压来检查，将一只手的手指放置于口内，并将另一只手的食指和中指放在咬肌对应的面颊部，双手触摸咬肌注意有无肥厚。

颞肌：通过直接触摸颞区检查。要求患者咬紧牙，然后沿着下颌支前缘向上触诊颞肌前份。

翼外肌（下头）：通过将一个小手指放在上颌结节后方（"翼状标志"）来检查。要求患者张口以抵抗阻力，并在施加温和阻力的同时将下颌骨移动到一侧来间接地检查该肌肉。

翼内肌：检查下颌支内侧面。

唾液腺

口腔干燥（唾液稀少或泡沫状唾液；口底缺乏唾液池，来自腮腺管的流量减少，食物残渣；牙齿上有口红；黏膜与口镜粘连）需要排除。在第40章讨论唾液功能评估。

检查和触诊主要唾液腺（腮腺和下颌下腺）增大的证据：

- 将手指放在耳屏前的腮腺体上触诊，以检查腮腺有无肿胀和疼痛。腮腺早期增大的特征是耳垂中下部向外偏转，从患者后面检查更容易观察到。

- 下颌下腺用双手双合诊法检查，通过口内和口外的双手手指触诊。

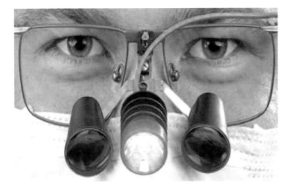

图 2.1a　便携式微型手术灯

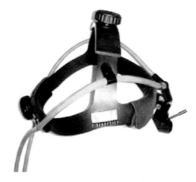

图 2.1b　ENT 头灯

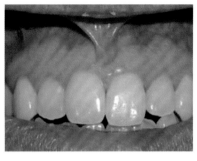

图 2.2a 牙和牙龈

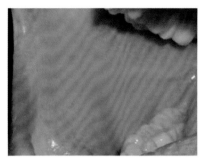

图 2.2b 颊黏膜

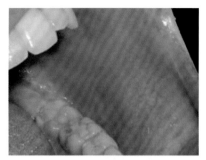

图 2.2c 颊黏膜

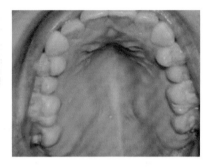

图 2.2d 上腭

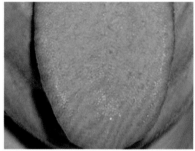

图 2.2e 舌背

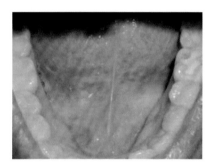

图 2.2f 舌腹和口底

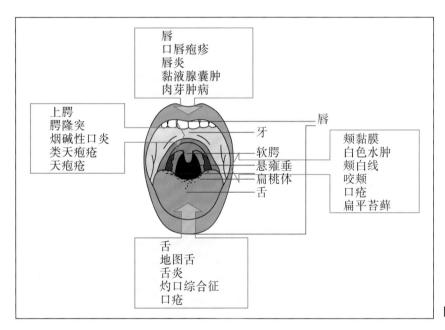

图 2.3 常见病

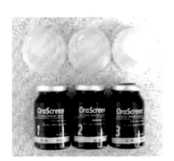

图 2.4 甲苯胺蓝

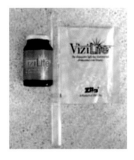

图 2.5 化学发光显影系统（ViziLite）

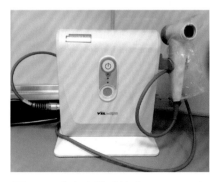

图 2.6 荧光光谱系统（Velscope）

第 ③ 章　辅助检查：组织病理学检查

在仔细地询问病史以及完善地临床检查之后，临床医生常常就到了要做出诊断的时刻，或者至少能够列举出可能的鉴别诊断。在后一种情况下，只能做出临时的诊断，有必要参考另一种意见（例如专家会诊意见）或者进行更深入的检查来做出确切的诊断。

所有检查都要求遵循知情同意和保密原则。活检通常是为了做出诊断而对去除的组织进行组织病理学检查（表 3.1）。有能力并且有自信的从业者可以自己进行黏膜活检，但是在其他的情况下，最好让专业人员进行操作。

活检的方法包括（表 3.1）：

• 切取活检：用一次性组织打孔器（一种圆柱形的刀）或手术刀取样。打孔器比较轻，便于使用并且相较于手术刀而言造成损害的可能性更小。大多数的活检可以用 3mm 或者 5mm 的打孔器完成操作，不需要缝合。

• 切除活检：用手术刀或者打孔器移除整个病灶。

• 穿刺活检：主要用于淋巴结和肿块。

• 用粗孔针头进行细针穿刺活检（FNCB）。

• 用 22 号针头进行细针吸取活检（FNA 或者 FNAB）或者细针吸取细胞学检查（FNAC），有时候采用超声引导细针吸取细胞学检查（US-FNAC）。

• 刮除术，刮片：例如从骨腔中刮除组织

黏膜活检

大多数切取活检都倾向于从病灶边缘或者病灶周边区域取样，因为对上皮缺失的溃疡进行取样并没有多大帮助。面对可疑的恶性黏膜病损时，很难决定活检取样的最佳部位，一般情况下，红色区域（红斑）最有可能出现异常增生，因此是取样的最佳部位（图 3.1a~d）。

在活检前对黏膜进行甲苯胺蓝染色可能有所帮助：

• 局部浸润麻醉（图 3.2）。

• 怀疑是大疱性疾病时应该使用手术刀，因为打孔器可能会将脆弱的组织撕裂（图 3.3）。

• 用缝线或者镊子稳固组织，避免挤压并且造成人为的压伤。

• 按要求移除组织。

• 在液氮中将标本急速冷冻或者如果要做免疫染色就放置于 Michel 溶液中；如果要做其他染色，置于 10% 中性福尔马林缓冲液中（表 3.2）。

表 3.1 口腔病损活检

病变类型	活检	活检病损区域	优先选择的方法
水疱	切取	边缘 / 病灶周围或整个水疱	手术刀
癌（疑似的）		边缘	
糜烂		边缘 / 病灶周围	
红斑		病灶	打孔器或手术刀
肉芽肿		深部	
白斑		任何红色区域	
苔藓样变		病灶	
肿瘤（黏膜）	切除		手术刀
黏液囊肿	切除		
色素沉着	切除		
大唾液腺肿胀	细针吸取细胞学检查或者细针吸取活检		超声引导
小唾液腺肿胀	上腭切取、唇腺切取	诊断口干症的唇腺切取活检	手术刀
溃疡	切取	边缘 / 病灶周围	手术刀

• 给样本贴上标签并且仔细填写要求的表格，如果要寄送样本，应遵守邮政法规。

• 必要时缝合，用细针和可吸收缝线，例如，聚羟基乙酸缝线（快薇乔），或者黑色丝线（图 3.4）。

直接免疫荧光法是一种用于检测组织中免疫沉积物［抗体和（或）补体］的定量技术，用荧光素染色使其在紫外线下发出果绿色的荧光，在做出诊断的过程中很实用，尤其适用于大疱性疾病。

间接免疫荧光法是一种用于检测血清中免疫组分［循环抗体和（或）补体］的定性与定量技术。这是一种要用到患者血清和动物组织的两步骤或者多步骤的技术。

其他技术

免疫组化、聚合酶链反应（PCR）、原位杂交（ISH）以及荧光原位杂交等技术也会用到，尤其是在诊断感染或者肿瘤的时候。

刷取活组织检查

这种方法运用细胞刷作为取样工具，能够到达口腔上皮的更深层（图 3.5），再用计算机辅助图像分析对获取的细胞进行评估。主要的限制是费用和较高的假阴性率。

表 3.2　常用的组织染色

染色剂	组分	染色	适用于
刚果红 H&E 染色剂	联苯胺重氮盐（碱性染料），伊红（酸性染料）	淀粉样蛋白偏振光下呈果绿色 细胞核（嗜碱性） 染成蓝色 / 紫色 细胞质、结缔组织和其他细胞外基质（嗜酸性） 染成粉红色 / 红色	淀粉样变性的诊断 大多数组织病理学检查
黏蛋白胭脂红染色剂	胭脂红和氢氧化铝	酸黏蛋白染成粉红色	黏液表皮样癌，隐球菌
巴氏染色剂	苏木精、黄色伊红、酸性耐光橘黄、亮绿 SF、俾斯麦棕的混合物	核染成蓝色、基底细胞细胞质染成淡蓝色、中间细胞染成橘红色和浅黄色	涂片细胞学
糖原染色剂	过碘酸希夫	糖类染成紫色	真菌菌丝、糖原、黏液
普鲁士蓝染色剂	亚铁氰化钾和酸	铁染成蓝色或紫色	骨髓和其他活检标本中的铁
罗氏染液（瑞特染色、哲纳尔、吉萨姆染色）	黄色伊红、亚甲蓝（甲醇和甘油）	白细胞染成紫色	血细胞的检查 真菌、某些细菌（梅毒、鼻硬结病）、胶原、网硬蛋白
银染色剂	硝酸银	蛋白质和脱氧核糖核酸染成棕色 / 黑色	
苏丹染色剂	苏丹Ⅲ、Ⅳ、黑 B 和油红 O	脂质染成黑色或者红色	脂质沉积
胶原纤维染色剂	苦味酸和酸性品红	胶原染成红色 肌肉染成黄色 核染成黑色	血管、肝脏以及骨髓中的胶原

唇部唾液腺活检

- 给予局部麻醉。
- 在下唇黏膜中线一侧做一个线形切口，或者在肿胀的上方做一个能够覆盖唾液腺的"X"形切口。并没有对比研究支持某种特定类型的切口存在优势。切除至少4个唾液腺小叶。
- 诊断标准基于每 4mm² 的面积评分。
- 必要时缝合伤口。

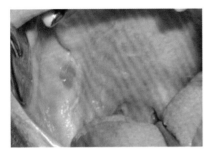

图 3.1a　类天疱疮

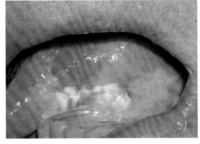

图 3.1b　红斑

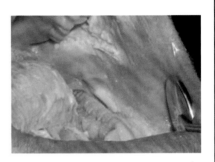

图 3.1c　白色海绵状斑痣

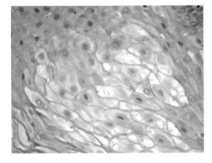

图 3.1d　白色海绵痣（典型的晕轮状空泡 40 倍）镜下

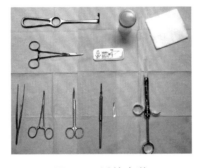

图 3.2　活检套装

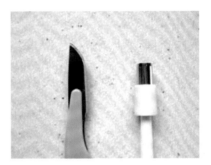

图 3.3　手术刀和打孔器

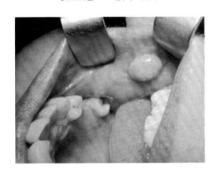

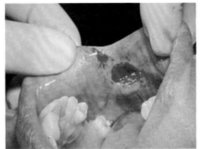

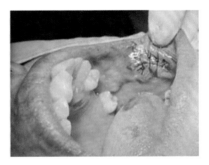

图 3.4　肿物切除活检

框表 3.1　活检适应证

活检适应证包括以下病损：
　　肿瘤或者有潜在的恶性特征
　　不断增大
　　持续时间 > 3 周
　　病因不明
　　对治疗无反应
　　引起注意

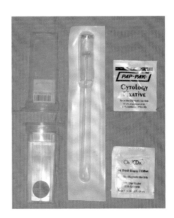

图 3.5　刷取活组织检查（口腔 CDx）

第 4 章　辅助检查：微生物学检查

所有研究都需遵循知情同意和保密原则。

感染的测试是一个非常敏感的问题，尤其是在人类免疫缺陷病毒（HIV）感染、肺结核与性传播感染（如梅毒、疱疹、生殖器疣、淋病）的情况下。特别是艾滋病毒检测是自愿和保密的，患者必须事先被告知。在英国已建议患者应在比目前需要检测的情况更广泛的背景下，被提供和鼓励接受艾滋病毒检测。有具体指标条件的患者，应定期建议进行艾滋病毒测试；所有医生、护士和助产士应获得艾滋病毒检测的知情同意，就像他们做任何其他医疗研究一样（英国艾滋病病毒协会、英国性健康与艾滋病病毒协会和英国感染协会。）

微生物学诊断是基于微生物体或其组分的检测（抗原或核酸），或血清中特异性抗体应答的检测。

无论何时，早期诊断对于治疗方案或其他一些措施（如感染控制）是非常重要的，显示生物体或其组分的方法是最好用的，因为可以更迅速地获得结果。

微生物体可以利用各种染色通过显微镜直接显示在样本或组织上（表 4.1）。

有时会用到直接细胞涂片和组织病理学检查，如接种在培养基后增殖（图 4.1a~f），但快速和敏感的检测抗原和核酸的技术逐渐开始应用（表 4.2）。抗原试验应用，有 ELISA（酶联免疫吸附试验）、胶乳凝集或免疫荧光。核酸通常通过聚合酶链反应（PCR）或改良 PCR 技术检测。

为确保可靠的结果，微生物标本处理是重要的。采集标本应在开始应用抗菌药物前，并且总要作为生物危险品处理和标记。如果存在脓液，样本应放在无菌容器中，最好用药签。如果怀疑是肺结核，必须在申请表上清楚地标明。如果微生物标本不能在 2h 内处理，药签应放置在运输媒介中，并保存在 4° 冰箱中冷藏（不是冻库）直至生物学部门处理。病毒感染的药签必须在病毒的传输媒介中运输；干药签是没有用的。急性期和恢复期血清标本应被采集做血清学感染诊断。恢复期血清是在疾病急性期后 2~3 周后采集。

可帮助口腔疾病的诊断的实验室检查如表 4.2 所示，但许多感染是在临床上临时诊断。

实验室确认有助于诊断和处置，对于艾滋病、梅毒和结核病，实验室检查是强制性的。

表 4.1　常见的微生物染色方法

染色剂	主要成分	主要用途
抗酸染色剂（齐 - 内和冷染色）	石炭酸品红和亚甲基蓝	通过蜡状细胞壁区分细菌，例如结核杆菌、麻风杆菌和分枝杆菌
戈莫里六胺银染色剂（GMS）	银	使真菌中的碳水化合物着色
革兰氏染色剂	结晶紫、碘液和伊红	基于细胞壁结构的差异使革兰氏阳性菌（如金黄色葡萄球菌）和革兰氏阴性菌（如大肠杆菌）着色
过碘酸希夫染色剂（PAS）	高碘酸选择性氧化葡萄糖，生成醛，醛再与希夫反应生成紫红色复合物	使真菌中的碳水化合物着色

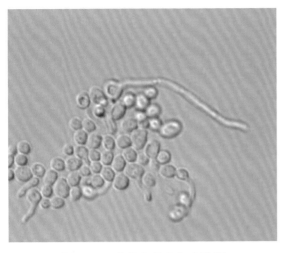

图 4.1a　未染色的白色念珠菌

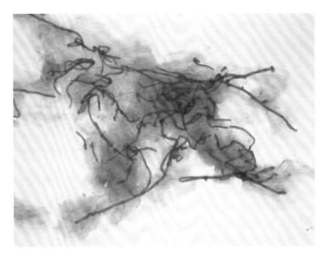

图 4.1b　念珠菌菌丝 PAS 染色

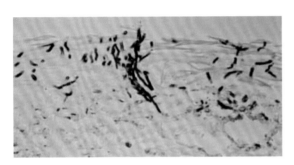

图 4.1c　念珠菌病（银染色）

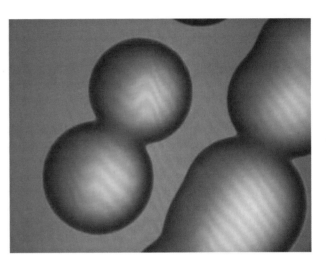

图 4.1d　念珠菌菌落

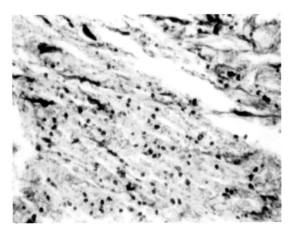

图 4.1e　组织胞浆菌病银浸染

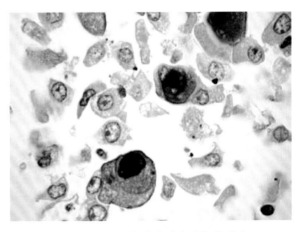

图 4.1f　巨细胞病毒免疫组化染色

表 4.2　口腔微生物感染实验室诊断试验。

微－生物体	诊断试验		
	主要的	其他试验	
念珠菌	在沙氏葡萄糖琼脂培养基中培养鉴定	形态试验如芽管试验和在 CROM 琼脂培养基中培养	API 的试剂盒提供更明确的鉴定
柯萨奇病毒	柯萨奇病毒 IgM	免疫组化染色（图 4.1f）	
巨细胞病毒（CMV；HHV - 5）	巨细胞病毒 IgM	单滴试验（Paul - Bunnell 嗜异性抗体试验）的灵敏度达 98%。小于 5 年病史的患者中常见假阴性（此时应测定抗 - VCA IgM）	
EB 病毒（EBV）	EB 病毒核抗原 IgG	培养前漱口	
单纯疱疹病毒（HSV）	免疫荧光试验（IF）酶联免疫吸附试验（ELISA），免疫组化将得到相同的核酸结果（PCR）	刮出病变通过 EM 和多核巨细胞显示 HSV（单纯疱疹病毒）	血清学检查：原发性感染的 IgG 和 IgM HSV 特异性 IgG 单独再激活 Western blot（免疫印迹法）验证
水痘－带状疱疹病毒（VZV）	免疫染色核酸（PCR）	刮出病变通过 EM 和多核巨细胞显示 VZV（水痘－带状疱疹病毒）	血清学检查：原发性和复发性感染的水痘带状疱疹病毒 IgM 抗体
流行性腮腺炎	流行性腮腺炎病毒 IgM	血清淀粉酶升高	流行性腮腺炎 IgG
梅毒	血清学 非 - 特定反应素试验（梅毒血清与快速血浆反应素试验）对梅毒螺旋体抗体的特异性试验（TPI, FTA - AbS），血凝试验（HATTSMHA - TP）	涂片的荧光抗体染色	暗视野显微镜观察
肺结核	荧光染色（金胺－罗丹明）或齐 - 内染色或核酸探针	核酸扩增试验（NAAT）PCR 检测结核 DNA 的 γ 干扰素 INF - γ 释放试验（IGRAs）	培养 MB/BacT,BACTEC9000, 和结核分枝杆菌的增殖指示管（MGIT） ELISA 腺苷脱氨酶

参考文献

The British HIV Association. British Association of Sexual Health and HIV; and British Infection Society[2009-3-24]. http://www.bhiva.org/files/file1031097.pdf.

第 ⑤ 章　辅助检查：影像学检查

所有检查都需要知情同意和保密。

由于电离辐射的有害影响和辐射危害的累积效应，需要用 X 线检查和研究的临床医生必须在每项需要的研究中保证自己的安全，使益处超过风险。

超声和磁共振成像（MRI）避免了辐射危害。

血管造影术是具有相当高辐射剂量的侵入性技术，磁共振血管造影经常代替它。血管造影术的使用应该首先和影像科医生讨论，但是它有助于诊断：

- 血管畸形或肿瘤
- 腮腺深叶肿瘤

关节摄影术曾经被用来诊断疑似颞下颌关节内部紊乱，但是在绝大多数医学中心，它已经被磁共振所取代。骨骼扫描是一种高辐射剂量的技术，通常情况下，其他的成像方式更适用。在应用于患者之前先和影像科医生讨论是有必要的，但它有助于诊断：

- 骨侵袭或骨转移（图 5.1）
- 髁突或喙突增生
- 纤维 – 骨病
- 其他骨疾病

计算机轴向断层扫描（CT 或 CAT）用白色显示了骨和牙，有助于诊断：

- 硬组织病变（图 5.2a、b）
- 鼻窦病变
- 常规 X 线照射达不到的复杂解剖区的病变
- 肿瘤扩散，为了排除颅底和颅内病变

计算机断层扫描的缺点主要在于：

- 存在相当高的辐射暴露（头部 CT 可以存在相当于 100 张胸片的等效辐射）
- 昂贵
- 当拍摄颌骨时如果存在银汞充填、金属修复体或者种植体，存在伪影（辐射状伪影）。

锥形束 CT 在颌骨的骨或牙的病变成像中得到越来越广泛的使用，但是在软组织病变成像中不推荐使用。它对于患者来说优点是比常规 CT 具有更低的辐射量。

口腔曲面体层摄影术（DPT）或者全颌曲面体层摄影（OPTG）是一项专门用来产生上下颌平面影像的摄影技术，可以很好地展示牙列、上颌窦、下颌升支和颞下颌关节。可显示颌骨病变（图 5.3）、广泛的异常状态。例如牙周炎等，但是它受制于相当大的不可预测的几何失真，定位误差影响很大，并且和口内片相比有较小的空间分辨率。口腔曲面体层摄影术的局限性有：

- 缺少口内片，例如根尖片能够获得的细节；
- 不能显示龋，直到它发展到牙本质；
- 当和脊柱的影像重叠的时候，不能显示颌骨前部的细节；
- 总是存在伪影；
- 只能显示焦点槽内组织的图像。

对于全口片它没有辐射剂量减少的优势，因为唾液腺组织权重因素被国际放射防护委员会（ICRP）包括在有效剂量的计算中。

口内片：包括根尖片、咬合片和殆翼片，是用于口腔异常状态的基础影像检查，有较高的空间分辨率，可以发现那些口腔全景体层扫描不能发现的较小的龋病的检查和根尖暗影。它有助于诊断：

- 邻面龋
- 其他的牙冠病变
- 牙根病变
- 根尖病变：脓肿、肉芽肿、囊肿等（图 5.4）
- 邻近骨组织病变

磁共振成像不使用电离辐射，骨显示为黑色，并且它的软组织显影良好（图 5.5，图 5.6），有助于诊断和处理以下疾病：

•软组织病变，包括恶性病变，例如：肿瘤、淋巴瘤（图5.6）

•颞下颌关节疾病

•三叉神经痛

•特发性面部疼痛

•儿童和年轻人（相较于CT）

MRI的缺点在于：

•在骨病变的显像上不如CT好

•当存在金属物体时，易产生伪影图像。如口腔修复体、正畸矫正器、金属异物、关节假体、种植体等

•昂贵

MRI的禁忌证包括：

•植入电子设备：如心脏起搏器、心脏除颤器、神经刺激器，植入人工耳蜗

•颅内血管夹，如果是具有磁性的

•含有金属的人工心脏瓣膜

•肥胖：因扫描仪的门架和尺寸而具有体重限制

•幽闭恐惧症，除非是开放式的扫描仪

唾液腺造影现在很少使用，因为超声已经成为检查唾液腺的成像方法（图5.7）。它可同时检查所有的唾液腺，有助于唾液腺的诊断：

•导管阻塞

•发育不全

•肿瘤

•干燥综合征

唾液腺造影只检查一个主要腺体（图5.8），但有助于诊断：

•唾液腺导管阻塞

•间歇性唾液腺肿胀

•复发性唾液腺感染

禁忌证：

•造影剂过敏，如碘化物

•急性唾液腺感染

超声扫描（US）是无创性检查，使用3.5~10mHz频率的声波，是首选的成像方式，有助于：

•软组织肿胀的诊断，如淋巴结、甲状腺、唾液腺（图5.9）

•软组织硬性包块的诊断，如钙化、异物等

•协助细针穿刺活检，超声引导下的细针穿刺（FNA）或细针穿刺细胞学检查（FNAB），可提高了诊断率。

多普勒超声也可用于血管病变的研究。

超声没有禁忌证，但是有以下缺点：

•具有使用者依赖性

•可能无法使一个深处病变成像

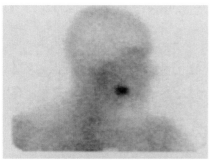

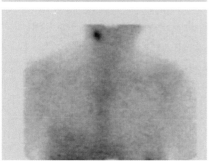

图5.1　骨骼扫描：下颌骨鳞状细胞癌

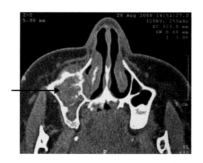

图5.2a　计算机体层扫描：骨肉瘤

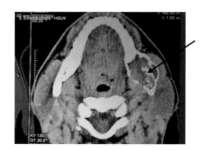

图5.2b　计算机体层扫描CT：成釉细胞瘤

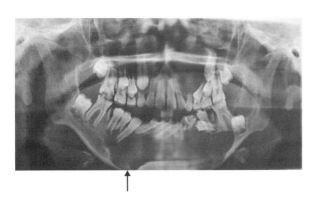

图 5.3 基底细胞痣综合征：牙源性角化囊性瘤

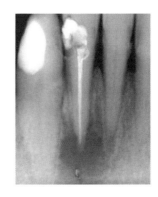

图 5.4 根尖片：根尖肉芽肿

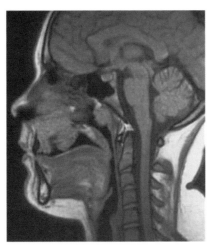

图 5.5 磁共振成像：头和颈

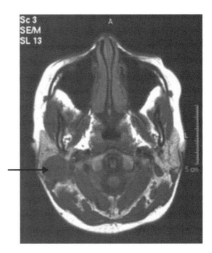

图 5.6 磁共振成像 MRI：多形性腺瘤 T1

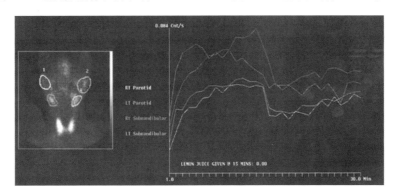

图 5.7 唾液腺扫描正常

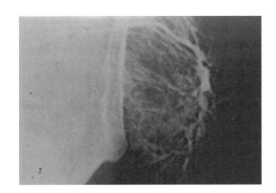

图 5.8 涎石症的唾液腺造影摄片

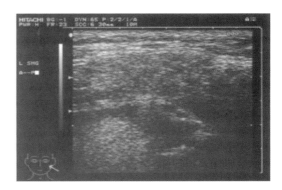

图 5.9 超声波扫描，下颌下腺。J. Brown, C. Scully 和 Private Dentistry 提供

第 6 章　辅助检查：血液检查

所有辅助检查都需要告知患者并经过患者同意。

血液中含有细胞（红细胞、白细胞、血小板），蛋白质（抗体、酶等）和其他物质。血液检查有助于了解疾病情况，但需要选择合适的检查，而且仅在临床需要时使用。此外，异常的"血液报告结果"并不总是意味着疾病。除去可能的技术性错误，一些自身抗体系列检查（例如怀疑大疱性疾病或者舍格伦综合征时采用的自身抗体检查）可能显示异常，但这些异常的结果并不总是意味着疾病，显示正常的结果也并不能完全排除患病的可能性。同时这也是一种有针刺创伤风险的检查。

全血可用于全血细胞计数（full blood count，FBC）或全血象（full blood picture，FBP），并需抗凝，采血管中含 EDTA（ethylene diamine tetraacetic acid，乙二胺四乙酸）。FBP 可反映贫血状态，例如舌炎、灼口综合征或口腔溃疡（图 6.1a、b）。

白细胞计数（WBC）和血涂片可提示白血病或感染，例如传染性单核细胞增多症（图 6.2，图 6.3），血小板计数可判断有无出血倾向（图 6.4）。

镰形细胞检验常用于非洲本土患者（同样也适用于地中海人及亚裔）。

血清可通过收集未添加抗凝剂的全血获得，常用于抗体分析，这项检验有助于诊断感染性疾病和自身免疫性疾病；血清也可用于大多数生化物质检测（例如"肝酶"）。

表 6.1 显示了一些血液检查的临床意义。

对患者进行专业会诊

临床医生需要对严重疾病的早期症状进行识别，并将患者转给相关领域的专家，以获得他们的意见和相关检查结果。

必要的会诊信息包括：

患者的姓名和详细联系方式

包括年龄，地址，日期和移动手机号码

会诊医师及其他医师的姓名和详细联系方式

本次主诉的病史

概要和病损部位、性质描述

会诊的紧急程度

社会史

医疗史

特殊需求

例如：为了交流，手语专家可为具有自主责任能力的成年人提供支持或专业信息转述。

表 6.1　血液检查结果的临床意义 [a]

	数值↑ [b]	数值↓ [b]
血细胞		
血红蛋白	红细胞增多症	贫血
红细胞压积（packed cell volume，PCV）	脱水	
平均红细胞体积（mean cell volume，MCV）MCV=PCV/RBC	维生素 B_{12} 或叶酸缺乏，肝疾病，酒精中毒	铁缺乏，珠蛋白生成障碍性贫血，慢性疾病
平均红细胞血红蛋白含量（mean cell hemoglobin，MCH）MCH=Hb/RBC	恶性贫血	铁缺乏，珠蛋白生成障碍性贫血
红细胞计数（red cell count，RBC）	红细胞增多症	贫血
网状细胞	溶血状态	化疗，骨髓疾病
白细胞计数（总数）	炎症，感染，白血病，创伤，妊娠期	某些感染，骨髓疾病，药物
中性粒细胞	妊娠期，运动，感染，创伤，恶性肿瘤，白血病	某些感染，药物，骨髓疾病
淋巴细胞	某些感染，白血病，淋巴瘤	某些感染［例如 HIV（人类免疫缺陷病毒）］，药物
嗜酸性粒细胞	过敏性疾病，寄生虫感染	某些免疫缺陷
血小板	骨髓增生性疾病	白血病，药物，HIV，自身免疫病
生化物质（血浆或血清中）		
酸性磷酸酶	前列腺癌	—
丙氨酸转氨酶（alanine transaminase，ALT）	肝疾病，传染性单核细胞增多症	甲状腺功能减退，低磷酸酯酶症
白蛋白	脱水	肝疾病，营养不良，吸收障碍，肾病综合征，骨髓瘤
碱性磷酸酶	青春期，妊娠期，骨疾病	
淀粉酶	胰腺疾病，腮腺炎	—
血管紧张素转换酶	结节病	
天冬氨酸转氨酶（aspartate transaminase，AST）	肝疾病，心肌梗死，创伤	—
胆红素（总）	肝胆疾病，溶血	—
钙	原发性甲状旁腺功能亢进，骨肿瘤，结节病	甲状旁腺功能减退，肾衰竭，佝偻病，肾病综合征，慢性肾衰竭，维生素 D 缺乏，急性胰腺炎
胆固醇	高胆醇血症，妊娠期，甲状腺功能减退，糖尿病，肾病综合征，肝胆疾病	营养不良，甲状腺功能亢进
补体 C3	创伤，外科手术，感染	肝疾病，免疫复合物疾病（例如盘状红斑狼疮）
补体 C4	—	肝疾病，免疫复合物疾病，遗传性血管性水肿
C1 酯酶抑制剂	—	遗传性血管性水肿
红细胞沉降率（erythrocyte sedimentation，ESR）	妊娠期，多种疾病	—

表 6-1（续）

	数值↑[b]	数值↓[b]
铁蛋白	肝疾病，血色素沉着症，白血病，淋巴瘤，珠蛋白生成障碍性贫血	铁缺乏
叶酸	叶酸治疗	酒精中毒，饮食缺乏或吸收障碍，溶血性贫血，苯妥英
游离甲状腺素指数（FTI）（血清 T4 和 T3 摄取）	甲状腺功能亢进	甲状腺功能减退
γ-谷氨酰转肽酶（GGT）	酒精中毒，肥胖，肝胆疾病，心肌梗死	—
球蛋白（总）（参见下文蛋白质）	肝疾病，多发性骨髓瘤，自身免疫性疾病，慢性感染	慢性淋巴细胞白血病，营养不良，蛋白质丢失状态
葡萄糖	糖尿病，急性胰腺炎，甲状腺功能亢进，垂体功能亢进，库欣综合征，肝疾病	降糖药物，艾迪生（Addison）病，垂体功能减退，肝疾病
总免疫球蛋白	肝疾病，感染，结节病，结缔组织病	免疫缺陷，肾病综合征，肠病
免疫球蛋白 G（IgG）	多发性骨髓瘤，结缔组织病	免疫缺陷，肾病综合征
免疫球蛋白 A（IgA）	酒精性肝硬化	免疫缺陷
免疫球蛋白 M（IgM）	原发性胆汁性肝硬化，肾病综合征，寄生虫，感染	免疫缺陷
免疫球蛋白 E（IgE）	过敏性疾病，寄生虫	—
糖缺失转铁蛋白	酒精中毒	—
磷酸盐	肾衰竭，骨疾病，甲状旁腺功能减退，维生素 D 过多症	甲状旁腺功能亢进，佝偻病，吸收不良综合征
血浆黏度	妊娠期，许多疾病	—
钾	肾衰竭，Addison 病，血管紧张素转化酶（ACE）抑制剂，补钾药物	呕吐，糖尿病，康氏（Conn）综合征，利尿剂，库欣综合征，吸收障碍，糖皮质激素
蛋白质（总）	肝疾病，多发性骨髓瘤，结节病，结缔组织病	妊娠期，肾病综合征，营养不良，肠病，肾衰竭，淋巴瘤
钠	脱水，库欣综合征	心力衰竭，Addison 病，利尿剂
类固醇（皮质类固醇）	库欣综合征，某些肿瘤	Addison 病，垂体功能减退
甲状腺素（T4）	甲状腺功能亢进，妊娠期，口服避孕药	甲状腺功能减退，肾病综合征，苯妥英
尿素	肾衰竭，脱水，胃肠道出血	肝疾病，肾病综合征，妊娠期，营养不良
维生素 B$_{12}$	肝疾病，白血病，真性红细胞增多症	恶性贫血，胃切除术，克罗恩（Crohn）病，素食主义者

a 除另有说明外，特指成人。b 仅节选部分内容

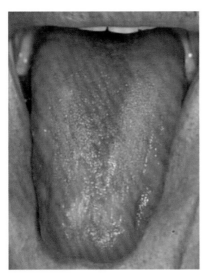

图 6.1a　恶性贫血患者的舌炎

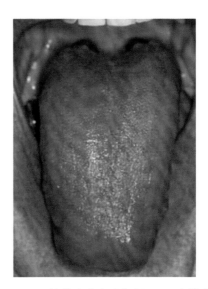

图 6.1b　恶性贫血患者（与图 6.1a 中的患者为同一患者，治疗后 10d 症状缓解）

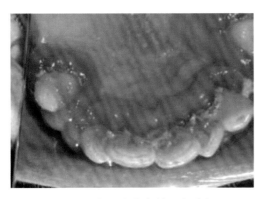

图 6.2　白血病患者的牙龈病损

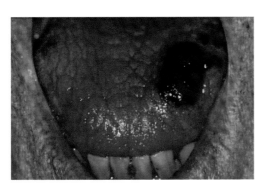

图 6.4　血小板减少症伴出血性大疱

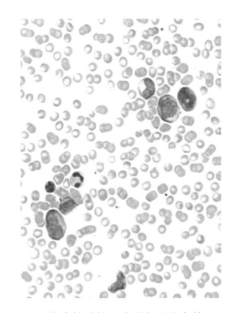

图 6.3　传染性单核细胞增多症患者的血细胞涂片，可见非典型单核细胞

第 7 章　解剖变异与发育异常

可能引起患者注意而加以关注的解剖特征或发育异常包括：

- 福代斯斑（图 7.1a~c）
- 裂纹舌（图 7.2）
- 腭隆突（图 7.3）
- 下颌隆突（图 7.4）
- Stafne 骨腔（图 7.5）
- 未萌出牙：主要是第三磨牙（图 7.5），第二前磨牙和尖牙
- 翼钩：可能因一颗未萌出牙而受到关注
- 悬雍垂裂：无症状（图 7.6），但可能存在黏膜下腭裂
- 舌乳头
- 切牙：若受到创伤则导致患者不适
- 腮腺（腮腺导管口）：咀嚼或佩戴正畸矫治器时偶尔引起创伤
- 舌叶状乳头：偶尔发生炎症（乳头炎），临床表现与癌较相似（图 7.7a、b）
- 尖牙后突：常见于下颌尖牙区的舌侧牙龈，与切牙乳头类似
- 白色水肿：黑色皮肤人种多见，是一种正常变异，颊黏膜呈白灰色，颊部拉紧时消失
- 舌静脉曲张（图 7.8）
- 白色水肿（图 7.9）

福代斯斑（福代斯粒）

定义：小的、无症状的、凸起的、白黄色点状物或隆起物，直径 1~3mm，常见于颊黏膜和唇黏膜。类似的点状物也可能出现在生殖器（阴茎或阴唇）。

患病率（近似值）：近 80% 的人群可出现。

易患病年龄：青春期后。

易患病性别：男性 > 女性。

发病机制：为含有中性脂类的皮脂腺，与皮肤皮脂腺相似，但不含毛囊。

诊断要点

病史：常在青春期后被发现，尽管已有组织学表现。

临床特征：常见于颊黏膜，特别是联合处，有时也可见于磨牙后区和上唇。男性、油性皮肤或老年人更多见，在风湿性疾病患者中患病率增加。

鉴别诊断：鹅口疮或扁平苔藓。有时需与白斑或科氏斑（Koplik，麻疹黏膜斑）相鉴别。

依靠临床表现诊断：几乎不需其他检查。

处理

给予异维甲酸治疗后，这些斑可能变淡。

据报道二氧化碳（CO_2）激光和光动力疗法是有效的，但一般不需要治疗，仅需安慰患者。

预后

良好：仅对外观有影响。

裂纹舌（阴囊舌或皱褶舌）

定义：舌背裂沟。

患病率（近似值）：人群患病率约 5%。

易患病年龄：年长者多见。

易患病性别：男性 = 女性。

发病机制：有遗传性，裂纹舌可见于许多正常人，更常见于牛皮癣患者，唐氏综合征患者（21 三体综合征），乔布综合征（超 IgE 和免疫缺陷），梅 – 罗综合征（第 27 章）。

诊断要点

病史：通常无症状。

然而此病常伴地图舌，或无诱因性疼痛。

临床特征：在舌背可见多条裂沟。

鉴别诊断：舍格伦综合征的分叶状舌或慢性皮肤黏膜念珠菌病。

依靠临床表现诊断：几乎不需要其他检查。若舌部有疼痛，可酌情选择血液检查。

处　理
一般不需要治疗。

预　后
良好。

Stafne 囊肿或骨腔

局限于下颌骨舌侧的骨凹陷，常位于颌下腺窝，下颌神经管下方，接近下颌骨下缘。在影像学上可能表现为囊性，这是一种先天性缺陷，直径常小于 2cm，内容物常为脂肪，也可含有唾液腺组织。

腭隆突

定义：发育性的良性外生骨突，位于硬腭中线处。

患病率（近似值）：人群患病率约20%；常见于亚洲人和因纽特人。

易患病年龄：青春期后。

易患病性别：女性 > 男性（2∶1）。

发病机制：发育性外生骨突。

诊断要点
病史：通常无症状，受创伤后可引起溃疡。

临床特征：多数隆突发生在腭部中线，可越过中线到达另一侧。

大小（直径常小于 2cm）和形状（分叶状，结节状或不规则状）不一。

此病损无痛，表面较硬似骨样，其上被覆正常黏膜，颜色无明显异常（有创伤者除外）。

鉴别诊断：未萌出牙；囊肿或肿瘤。

常依靠临床表现诊断，影像学检查可帮助诊断。

处　理
隆突一般无须治疗。当严重影响义齿修复

时，需行外科手术（切除或修整）。

预　后
良好。

下颌隆突

定义：骨性突起，常位于下颌前磨牙舌侧。

患病率（近似值）：大约6%；常见于亚洲人和因纽特人。

易患病年龄：青春期后。

易患病性别：女性 = 男性。

发病机制：发育性外生骨突，但夜磨牙和功能紊乱可能为诱发因素。

诊断要点
隆突通常无症状（有创伤者除外）。

临床特征：隆突通常为双侧骨性质硬突起，表面覆盖正常黏膜，通常颜色正常或呈微黄色。此病损通常无痛，大小和形状不一，可能呈分叶状，结节状或不规则状。

鉴别诊断：未萌出牙，囊肿或肿瘤。

通常依靠临床表现诊断，影像学检查可帮助诊断。

处　理
隆突一般不需要治疗。

当严重影响义齿修复时，需要行外科手术（切除或修整）。

预　后
良好。

静脉曲张

口腔静脉曲张表现为紫蓝色斑点，结节或嵴，常无症状，最常见于舌部静脉或舌腹血管、口底血管。常见于老年人，病损为良性无害病变。在某些病例中，使用冷冻手术或硬化疗法可取得较好疗效。

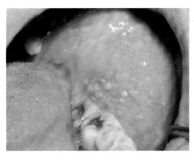

图 7.1a 福代斯斑

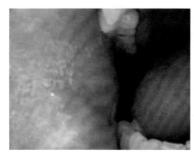

图 7.1b 福代斯斑

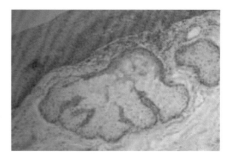

图 7.1c 福代斯斑

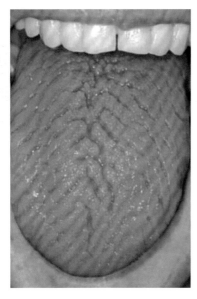

图 7.2 裂纹舌

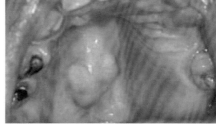

图 7.3 腭隆突

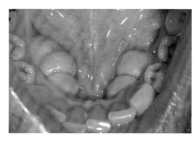

图 7.4 下颌隆突

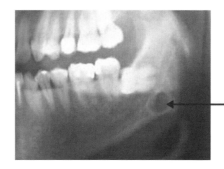

图 7.5 Stafne 骨腔

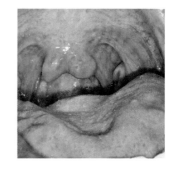

图 7.6 悬雍垂裂

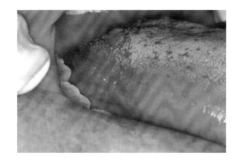

图 7.7a 叶状乳头炎

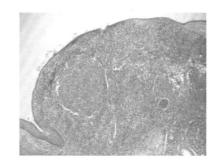

图 7.7b 叶状乳头炎

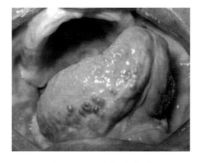

图 7.8 舌静脉曲张

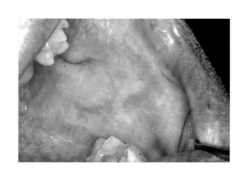

图 7.9 白色水肿

第 8 章 疱

直径小于 5mm 的疱性病损，称为疱；直径大于 5mm 的疱性病损，称为大疱。疱常破溃，遗留糜烂面或溃疡，常由多种原因导致（表8.1）。其他内含液体的病损，与疱性病损相似，但这些病损通常较持久（图8.1）。

灼伤是导致口腔起疱的常见原因，可能由热的器具或者烫食（烫饮）导致。比萨和热咖啡常引起灼伤。微波炉可加热食物，导致食物温度过高，从而引起口腔灼伤；从微波炉取出的食品和饮料不应立即食用。从病史即可诊断此病，口腔内的灼伤一般不需处理，创伤深者除外。

引起疱的最重要的原因是皮肤黏膜疱性疾病，如天疱疮、类天疱疮、大疱性表皮松解症，多形性红斑等（图8.2，图8.3）。疱通常内含清亮疱液，但类天疱疮的疱有时含有血液。挤压黏膜或皮肤有时也可起疱（棘细胞松解征）。口腔内的疱破溃后，遗留糜烂面。

疱继发溃疡可见于病毒感染，特别是单纯疱疹病毒感染、水痘、疱疹性咽峡炎和手足口病（图8.4）。即使免疫系统将多数部位的疱疹病毒清除，一些病毒可潜伏于感觉神经节，导致复发性感染，例如唇疱疹，发疱期病损较为典型；或带状疱疹，常伴疼痛和皮疹。上述的疱常含清亮疱液。

浅表黏液囊肿由小唾液腺的黏液溢出导致，出现单发的疱。黏液囊肿外观常为蓝色，尤其是位于口底时（舌下腺囊肿）。淋巴管瘤也有类似疱的病损，常与血管瘤病损混淆。血性疱可能由创伤或局限性口腔紫癜（不稳定性血疱，angina bullosa hemorrhagica，ABH）导致，较少见于血小板减少症或淀粉样变性。

诊 断

儿童患者的疱性病损见于灼伤，病毒感染，黏液囊肿或多形性红斑。成人患者的疱性病损常由黏液囊肿、皮肤疾病、ABH 和带状疱疹引起（图8.5）。为便于记忆，疱性病损的病因可简写为 AIM，即不稳定性血疱（Angina bullosa hemorrhagica）、感染（Infection）、皮肤黏膜病和黏液囊肿（Mucocutaneous and mucoles）。

依据病史和临床检查即可诊断，针对性的检查包括血液检查（可能需要检查抗体以及确认凝血功能），组织病理学检查和 IgG、IgA，和补体 C3 免疫染色，以排除皮肤黏膜疾病（表8.2）。怀疑感染性疾病时，可能需要进行微生物学检查（表4.2）。

处 理

尽可能纠正潜在病因。必要时使用扑热息痛止痛。扑热息痛（对乙酰氨基酚）也可退热，但若存在发热症状，则需考虑并排除严重疾病。局部抗菌（氯己定溶液漱口，即洗必泰溶液）可辅助治疗，帮助促进口腔卫生，口腔卫生则需要刷牙和使用牙线维持。建议在使用含 SLS（sodium lauryl sulfate，月桂硫酸钠）的牙膏刷牙后 1h，再使用洗必泰漱口，因 SLS 可能使漱口液失效。吮吸冰块、使用口腔局部抗菌剂或苄达明漱口也可起效。保证摄入足够的水分很重要，尤其是儿童更易出现脱水。软而凉的食物，例如奶昔、冰茶和冰淇淋也许有用。患者应避免进食辣的或酸的食物，以及坚硬食物，例如薯片。柑橘类水果和饮料，酒精饮料或含酒精的漱口水最好避免使用，因其可能导致疼痛。

这些处理措施也适用于其他原因导致的口腔疼痛患者。

不稳定性血疱（局限性口腔紫癜，创伤性口腔血疱）

定义：自发的、无明显诱因或继发于轻微

创伤的血疱。

患病率（近似）：未知。

易患病年龄：老年人。

易患病性别：女性＞男性。

发病机制：不明，此病虽与老年性紫癜类似，但出血倾向、自身免疫性疾病或糖尿病不会构成此病的基础。

常吸入糖皮质激素者易患此病。

诊断要点

病 史

口腔：数分钟内可迅速起疱，数分钟或数小时后破溃，遗留大的圆形溃疡，可自行愈合。

口腔外区域：偶发于咽部。

无皮肤病损。

临床特征

口腔：血疱常为单个，体积大，局限于非角化黏膜–软腭，有时也发生于舌侧缘或颊黏膜。

口腔外区域：咽部也可见血疱。

鉴别诊断：应与类天疱疮和其他大疱性疾病、创伤、紫癜（因出血性疾病或抗凝治疗引起）相鉴别。

辅助检查

怀疑凝血功能是否正常时，应进行血液检查。怀疑类天疱疮时，应进行活检。反复进行IgG，IgA，和补体C3免疫染色是没有意义的。

处 理

除了安抚治疗，无特效治疗措施。多数病损可自行愈合，极少见气道阻塞病例报道。把疱挑破或许有效。局部止痛剂可缓解症状。

预 后

好。

表 8.1　口腔起疱的主要原因

真性疱	假性疱
不稳定性血疱	脓肿
感染	囊肿
柯萨奇病毒和其他肠道病毒	淋巴管瘤
单纯疱疹病毒	黏液囊肿
水痘–带状疱疹病毒	
其他病毒	
皮肤黏膜疾病	
疱疹样皮炎	
大疱性表皮松解症	
扁平苔藓	
线性 IgA 病	
天疱疮	
类天疱疮	
其他病因	
淀粉样变性	
灼伤	
药物	
副肿瘤性病变	

表 8.2 用于口腔黏膜疾病的辅助检查 *

项目	优点	缺点	注意事项
活检	常可提供明确的诊断	有创伤性	怀疑大疱性疾病时，做免疫荧光检查是必要的
血红蛋白，血细胞计数，包括血小板	简便、价格低廉	—	患者有紫癜、溃疡、舌炎或口角炎时有必要进行检查
血清学检查	简便、价格低廉、有助于诊断	对于病毒性疾病不能及时诊断或追溯；自身抗体并不总是意味着疾病。	怀疑自身免疫病或其他免疫性疾病时，有必要进行检查

* 微生物学检查请参照表4.2

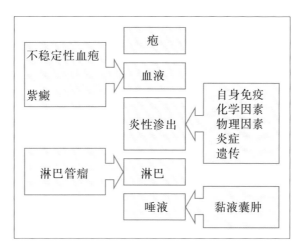

图 8.1　疱的病因

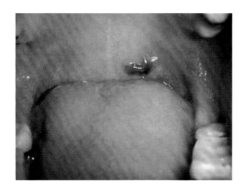

图 8.2　天疱疮病损与不稳定性血疱相似

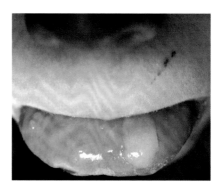

图 8.3　大疱性表皮松解症

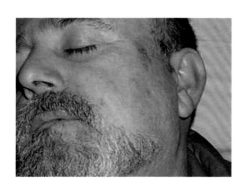

图 8.4　带状疱疹

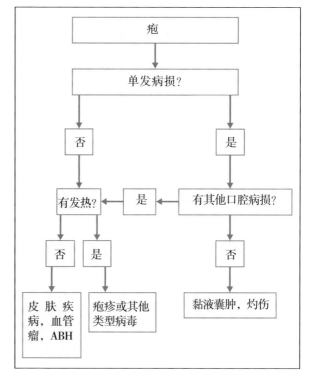

图 8.5　疱的诊断。ABH– 不稳定性血疱

第 9 章　疱与感染：单纯疱疹病毒

一些感染性疾病，主要是病毒感染，可导致口腔起疱，但多数患者表现为疱破溃后的溃疡。疱疹病毒为常见的病因（图 9.1）。受感染的患者多为儿童，常伴发热、萎靡不振和颈部淋巴结肿大。更为严重的临床症状和顽固病损可见于免疫抑制患者。

单纯疱疹

定义：单纯疱疹病毒（Herpes simplex virus, HSV）感染是一种常见疾病，主要影响口腔（HSV-1 或 人 类 疱 疹 病 毒 -1；Human herpesvirus-1，HHV-1）、生殖器或肛门（HSV-2 或 HHV-2）。口腔感染初期表现为原发性疱疹性口炎（龈口炎）。

所有的疱疹病毒感染均具有潜伏特征（图 9.2），可被再次激活。复发性感染通常表现为唇疱疹（感冒疮）。

患病率（近似值）：常见。

易患病年龄：疱疹性龈口炎是一种典型的儿童感染性疾病，多见于 2~4 岁；但老年患者也有增加趋势，主要影响患者口腔和咽部。

易患病性别：女性 = 男性。

发病机制：HSV 是一种 DNA（脱氧核糖核酸）病毒，接触被感染的皮肤、唾液或其他体液，可引起感染。多数儿童的感染是由 HSV-1 导致的，HSV-2 常通过性接触传播，被感染者常为年龄较大的人群。UNC-93B1 基因突变与疱疹病毒易感性有关。

诊断要点

病史：潜伏期为 4~7d。50% 的 HSV 感染者临床症状不典型，可能因口腔疼痛而被怀疑为"出牙"。

临床特征：原发性口炎表现为成簇的口内小水疱，可呈广泛分布，破溃后形成溃疡，溃疡初期为针尖大小，后融合成不规则的疼痛明显的溃疡（图 9.3）。牙龈肿胀、充血、溃疡较明显（图 9.4）。舌苔厚腻，可能伴有口腔异味。

许多"出牙"病例可能是疱疹性口炎。

口腔外表现：常包括萎靡不振，流涎，发热和颈部淋巴结肿大。

HSV 感染的并发症可能有多形性红斑或贝尔面瘫。HSV-1 可能会增加患阿兹海默病的风险。罕见的并发症包括脑膜炎、脑炎、单神经病，特别是免疫力低下患者，例如免疫系统尚在发育的幼儿或免疫抑制患者。

鉴别诊断：其他口腔感染，白血病患者受侵犯的牙龈。

辅助检查：主要根据临床表现诊断，但血液检查可排除白血病（全血象和白细胞计数），血清抗体效价升高可验证诊断，但属于回顾性检查。细胞学检查可见病毒 DNA 序列，培养、免疫检测或电子显微镜检查偶尔被用到（图 9.5a~c）。

处 理

治疗目的为缓解疼痛感，减少疼痛时间，缩短病程，减少并发症。处理包括流质饮食和足量液体摄入。退烧药（镇痛剂），例如扑热息痛可帮助减轻疼痛和发热症状。怀疑儿童有病毒感染导致的发热时，禁止儿童服用含有阿司匹林的药物，因为有导致严重的可能致死的瑞氏综合征（脂肪肝合并脑病）的风险。局部抗菌药物（0.2% 洗必泰溶液漱口）可辅助治疗。阿昔洛韦口服或非肠道用药是有效的，尤其是对于免疫抑制患者。万乃洛韦或泛昔洛韦可用于阿昔洛韦治疗耐药时的感染。

预 后

预后好。但潜伏在三叉神经节的 HSV 病毒可能再次诱发感染。

复发性唇疱疹

定义：由 HSV 激活导致的唇部反复起疱。

患病率（近似）：成人约 5%。

易患病年龄：成人。

易患病性别：男性 = 女性。

发病机制：潜伏在三叉神经节的 HSV 迁徙至三叉神经分支区域的皮肤黏膜交界处，产生上唇或下唇的病损，偶见鼻孔、眼结膜或口内溃疡。发热、日晒、创伤、激素水平变化或免疫抑制可激活潜伏在唾液腺内的病毒，临床表现为复发。

诊断要点

病史：口腔前驱症状表现为发病前 1~2d，唇部有刺痛感或发痒，继而出现斑、丘疹、水疱及脓疱。

临床特征：口腔病损始于皮肤黏膜联合处，在 7~10d 内愈合，不遗留瘢痕（图 9.6）。广泛而顽固的病损可见于免疫抑制患者。

口腔外表现：病损有时演变为葡萄球菌和链球菌的双重感染，导致脓疱病。免疫抑制患者的广泛而持续的病损可能波及口周皮肤。某些敏感患者唇疱疹的病损可能广泛发展，导致疱疹性湿疹。

鉴别诊断：脓疱病和其他起疱性疾病。

因诊断主要依靠临床，几乎不需辅助检查。

处　理

1% 喷昔洛韦乳膏，5% 阿昔洛韦乳膏、凝胶膜或硅胶应用于前驱期，可中断或控制体健患者的病损。免疫抑制患者则需口服阿昔洛韦或其他抗病毒药物。

预　后

通常较好，但免疫抑制患者可有顽固性病损。

复发性口内疱疹

健康人群的复发性口内疱疹易侵犯硬腭或牙龈，一群小溃疡常越过腭大孔，继发于局部创伤（例如腭部局部麻醉），于 1~2 周内愈合。

免疫抑制患者的复发性口内疱疹常表现为慢性、树枝状的溃疡，经常出现在舌部（疱疹性地图样舌炎）。临床诊断往往低估病损的复发频率。

处理：目的是减轻疼痛，缩短病程，减少并发症。

全身治疗：流质饮食、足量液体摄入、退烧药 / 镇痛剂（扑热息痛）、局部抗菌药（0.2% 洗必泰溶液漱口）通常是有效的。

免疫抑制患者需口服阿昔洛韦或其他抗病毒药物。

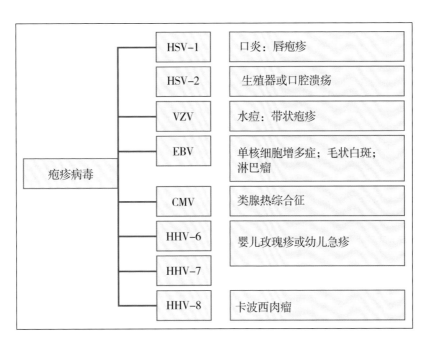

图 9.1　疱疹病毒及其相关口腔疾病

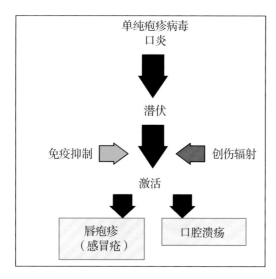

图 9.2　单纯疱疹病毒致病机制

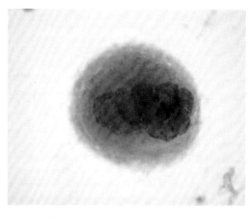

图 9.5a　疱疹病毒细胞学图像

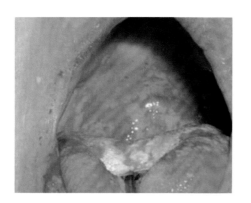

图 9.3　疱疹性口炎

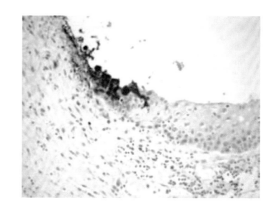

图 9.5b　疱疹病毒免疫染色

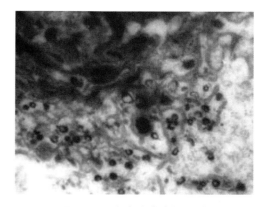

图 9.5c　疱疹病毒电镜图像

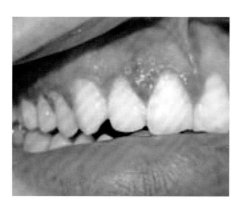

图 9.4　原发性疱疹性龈口炎

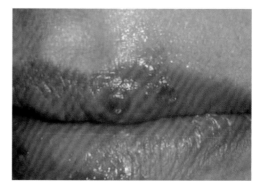

图 9.6　单纯疱疹病毒复发（唇疱疹）

第⑩章　疱与感染：水痘带状疱疹病毒

水痘－带状疱疹病毒（VZV，varicella zoster virus；人类疱疹病毒－3 型；HHV-3，human herpesvirus-3）有高度传染性，可通过接触鼻咽部分泌物或体液而传播。VZV 可感染淋巴网状系统、毛细血管内皮细胞和上皮细胞，导致细胞内、外肿胀，出现皮疹。

免疫系统将 VZV 从大多数病损处清除后，可获得终身免疫，但 VZV 仍然潜伏于感觉神经节（图 10.1），若免疫力低下时，可将其激活。接种 VZV 疫苗也可诱发免疫反应，但 5 年后应再次接种。

水　痘

定义：一种向心性（主要集中在躯干部、头颈部）皮疹，病损历经斑、丘疹、水疱和脓疱期。

患病率（估计值）：常见。

易患病年龄：4~10 岁。

易患病性别：男性 = 女性。

致病因素：VZV。

诊断要点

病史：经过 2~3 周的潜伏期，原发性感染可能无明显症状，或有水痘出现。

此病具有传染性。

临床特征

口腔：水疱常见于腭部，破溃后出现疼痛明显、圆形或椭圆形的溃疡，周围有炎性晕（图 10.2）。

口腔外表现：向心的、发痒的皮疹（主要分布在头颈和躯干部），发热，萎靡不振，烦躁，厌食，颈部淋巴结肿大。

皮疹在结痂前，常经历斑、丘疹（"玫瑰花瓣"样）、水疱（"露水"样）和脓疱期（图 10.3）。皮疹经过 2~4d 成熟，呈波浪状；疹内液体具有高度传染性，一旦病损结痂，则失去传染性。

皮疹有时会遗留火山口样瘢痕。

鉴别诊断：其他病毒感染。天花曾是首要的鉴别诊断。

诊断常依据临床检查。

病毒培养、PCR（Polymerase Chain Reaction，聚合酶链式反应）试验、免疫染色或电子显微镜主要适用于免疫抑制患者。

处　理

扑热息痛能帮助止痛，减轻发热。含有阿司匹林的药物禁止用于患水痘的儿童，因其可能导致严重的潜在致死性的瑞氏综合征（脂肪肝和肝性脑病）。

抗组胺药和炉甘石洗剂可缓解发痒症状。

免疫球蛋白或阿昔洛韦可用于成人、妊娠期妇女、新生儿或免疫抑制患者。万乃洛韦或泛昔洛韦可用于阿昔洛韦耐药的感染。

预　后

成人的临床症状一般较严重。并发症不常见，但妊娠期妇女或缺乏 VZV 抗体者，为高风险人群。并发症包括肺炎、肝炎、脑炎、心肌炎、血管球性肾炎和出血罕见。最常见的并发症为带状疱疹。

发生于妊娠期的感染可能影响胎儿，导致胎儿在幼年出现带状疱疹。在妊娠期前 28 周发生感染，可导致胎儿水痘综合征：

• 破坏神经系统（大脑，眼睛，脊髓）
• 畸形（脚趾，手指，肛门和膀胱）

孕后期或产后感染，可能导致新生儿水痘，带来高度肺炎风险及其他严重并发症。

因水痘死亡的患者大约 75% 为成人；死亡

率为 2~4 人 /10 万人。

带状疱疹

定义：因潜伏在相关感觉神经节的 VZV 激活（因在胸部可产生带状的皮疹，故为"带状"），导致局部皮肤出现疼痛的、单侧的皮疹。

患病率（近似值）：健康成人患病率为每年 1~4 例 /1000。

免疫抑制患者高发。

易患病年龄：75% 的被感染患者年龄大于 50 岁。

当儿童免疫力低下时，或其母亲在妊娠期时被感染，儿童可能罹患此病。

易患病性别：男性 = 女性。

致病机制：VZV 激活 – 常见于免疫抑制患者，例如 HIV/AIDS（艾滋病）或癌症患者，或接受免疫抑制治疗的癌症患者。

诊断要点

病史：多数带状疱疹发生于胸部；30% 的带状疱疹侵犯三叉神经，导致同侧分布区域疼痛，皮疹和口腔溃疡（图 10.4）。

临床特征

口腔表现：在皮疹发生之前、期间和之后（疹后神经痛，post-herpetic neuralgia，PHN），出现单侧的、严重的疼痛和（或）感觉异常。

上颌支的带状疱疹：同侧颊部皮疹，以及同侧腭部和上颌牙溃疡、疼痛（图 10.5）。

下颌支的带状疱疹：同侧面下部和唇部的皮疹、疼痛，以及舌部、软组织和下颌牙的溃疡、疼痛（图 10.6）。

口腔外表现：同侧皮肤皮疹在破溃愈合之前，一般会经历斑、丘疹、水疱和脓疱期，有时遗留瘢痕。

"无疹性带状疱疹"指的是少数患者会出现以上所有临床症状，除了标志性的皮疹。

与 HSV 的鉴别诊断

诊断通常依靠临床表现，但如果患者在皮疹出现前就诊，有可能误诊为牙痛。细胞学检查，病毒培养，DNA 测序，免疫染色或电子显微镜主要适用于免疫抑制患者（图 10.7）。

处 理

治疗目的为减少疼痛，缩短病程，减少并发症。全身应用阿昔洛韦（高剂量）可使疱疹消退，减少疹后神经痛（PHN），特别是免疫抑制患者。万乃洛韦或泛昔洛韦可用于阿昔洛韦耐药的 VZV 感染。止痛剂可缓解口内溃疡和口外病损引起的疼痛症状。若出现眼部带状疱疹，则必须请眼科会诊，避免角膜损害。

预 后

年龄大于 60 岁的人群更容易出现 PHN，症状也更加严重，大约 1/4 的患者的 PHN 持续超过 30d。治疗措施包括抗抑郁药、抗痉挛剂（例如加巴喷丁或普瑞巴林）、利多卡因贴或辣椒素洗剂。可能需使用阿片类药物。

耳部带状疱疹（亨特氏综合征 2 型）是面神经瘫痪伴耳部、外耳道皮疹，味觉减退和眼部、口腔水疱的综合征，由膝状神经节的 VZV 激活导致。

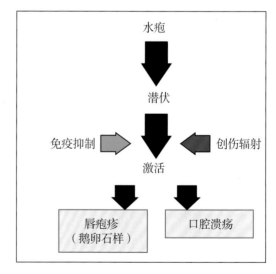

图 10.1 带状疱疹病毒致病机制

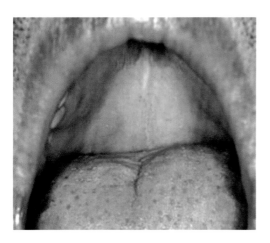

图 10.2　水痘导致的溃疡

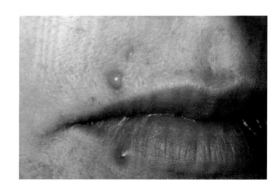

图 10.3　水痘的疱

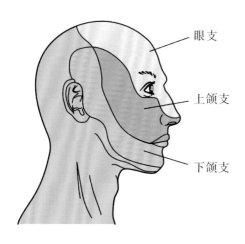

眼支

上颌支

下颌支

图 10.4　三叉神经皮支

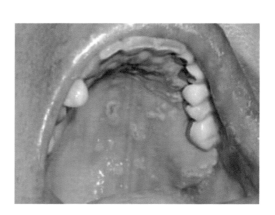

图 10.5　上颌支带状疱疹

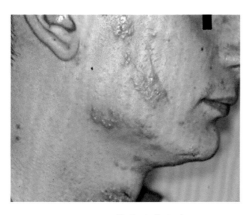

图 10.6　带状疱疹皮疹

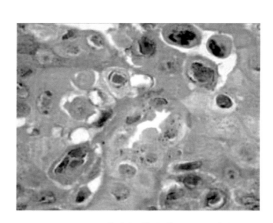

图 10.7　疱疹病损苏木素－伊红染色

第 11 章　疱与皮肤疾病：天疱疮

许多皮肤黏膜疾病可表现为口腔起疱、糜烂、溃疡和（或）剥脱性龈炎。天疱疮即是其中一种严重的疾病，因其有潜在致死性；类天疱疮则次之，可致盲，并导致喉部瘢痕。天疱疮可破坏细胞桥粒，导致上皮内疱；类天疱疮则影响半桥粒，导致上皮下疱（图 11.1）。

天疱疮

定义：天疱疮（pemphigus）一词来源于希腊语"pemphix"，意为疱，此病表现为一系列自身免疫失调，出现抗桥粒结构（上皮细胞间连接复合物）的自身抗体，正是桥粒结构使角质形成细胞黏合在一起。

寻常型天疱疮（pemphigus vulgaris，PV）是最常见的一种类型；其他不太常见的类型包括落叶型天疱疮、增殖型天疱疮、红斑型天疱疮和副肿瘤性天疱疮。

患病率（近似值）：每年每 100 000 人中 0.5~3.2 例患病。

阿什肯纳兹犹太人中此病患病率较高；在南美洲，一些少见类型患病率较高。

易患病年龄：40~60 岁。

易患病性别：男性 = 女性。

致病机制：在寻常型天疱疮的病损中，抗桥粒抗原 – 桥粒芯糖蛋白（desmoglein3，Dsg3）自身抗体攻击桥粒，使细胞分离，产生一种名为棘层松解的现象（图 11.2）。

Dsg1 自身抗体（落叶型天疱疮的主要抗体）也可见于 >50% 的寻常型天疱疮患者，患者种族不同，检出率亦有不同，印度裔患者检出抗体的比例较北欧白人患者高。

Dsg1 和 Dsg3 抗体比例与患病部位和临床症状严重程度相关；在寻常型天疱疮患者的口腔病损中只能检出 Dsg3 抗体。

某些天疱疮病例与药物相关（例如 ACE 抑制剂，青霉胺），或发生于重症肌无力、淋巴组织增生性疾病或炎症性肠病患者。

诊断要点

病史：口腔内、其他区域黏膜、皮肤起疱、疼痛。典型的寻常型天疱疮始于口腔，可导致吞咽困难。这些疱经常累及皮肤（图 11.3）。若病损波及喉部，可出现声嘶。

临床特征

口腔：多数天疱疮表现为疱和（或）糜烂（图 11.4a、b）和（或）剥脱性龈炎。口腔病损是寻常型天疱疮的常见损害，但在浅表型天疱疮和一些不常见的天疱疮亚型中比较罕见。

大疱可出现在口腔黏膜的任何部位，包括腭部，但极易破溃，因此少见。一般情况下，患者表现为大的、疼痛的、不规则的、持续的红色病损，随着时间流逝，产生继发感染，病损部位表面被黄色的纤维性脱落物覆盖。

口腔外表现：疱主要见于面部、背部、胸部皮肤，尤其是易受损伤的区域，例如腰带和内衣附近皮肤，有疼痛感，破溃后可留下疼痛、结痂的创面。寻常型天疱疮常影响生殖器，也可能影响其他区域黏膜。

鉴别诊断：类天疱疮，多形性红斑和其他大疱性疾病。在天疱疮患者中，尼氏征（轻轻推挤外观正常的皮肤或黏膜，可使表层发生分离或起疱，此现象提示可能为天疱疮）多为阳性。

需根据活检和免疫检查结果确诊。可见上皮内疱和棘层松解现象（图 11.5），上皮表层脱落，疱底则留下底层的细胞，呈现"墓碑状"。抗桥粒芯蛋白（抗 Dsg）抗体可与人类皮肤和猴食道上皮选择性结合，因此均可用于寻常型天疱疮的诊断，因主要表现为口腔病损的患者可能只有 Dsg3 抗体，这种抗体在使用人类皮肤进行检测时，并不一定会被检出。这些抗体以桥粒上 IgG 和补体 C3 的沉积物形式存在，形似鸡笼网状（图 11.6），在棘层松解细胞中也可见到（图 11.7a、b），因此称为上皮内疱（图 11.8）。

抗 Dsg 抗体可通过 ELISA（enzyme linked immunosorbent assay，酶联免疫吸附试验）检测血液样本而检出，血清自身抗体标记物可帮助诊断和监控病情。

血清高滴度 cANCA（cellular AntiNeutrophil Cytoplasmic Antibody，抗中性粒细胞胞浆抗体）亦可见于寻常型天疱疮。

处 理
治疗目的为促进疱、溃疡愈合，预防感染，减少新的病损形成，减轻疼痛。在疾病扩展之前，早期开始治疗，则治疗效果更佳。专业的护理是必要的。

患者可采取措施减少起疱，例如避免过硬食物的损伤，避免剧烈运动等导致皮肤起疱的情形。治疗主要通过使用激素抑制全身免疫，可使用硫唑嘌呤、氨苯砜、氨甲蝶呤、环磷酰胺、金或环孢素作为佐剂或替代药物。麦考酚酸酯可进行安全的免疫抑制，肝肾毒性较小。抗 B 细胞抗原 -CD20 单克隆抗体 - 利妥昔单抗与免疫球蛋白结合可作为一种有效的替代性治疗，用于难治性寻常型天疱疮。

预 后
未经治疗的天疱疮常因脱水或感染致死。黏膜病损较顽固，甚至皮肤病损控制后仍持续，局部使用糖皮质激素或他克莫司可起效。

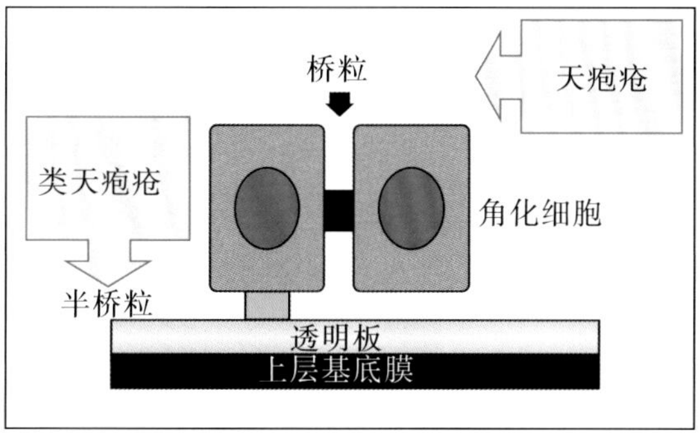

图 11.1 天疱疮与类天疱疮比较

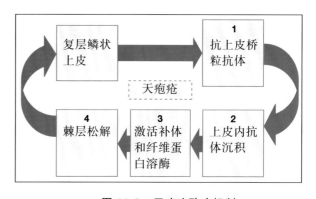

图 11.2 天疱疮致病机制

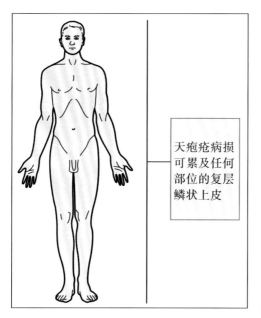

图 11.3 天疱疮可累及多处上皮

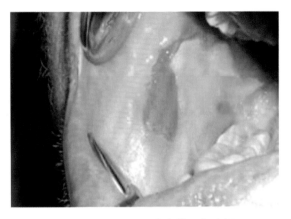

图 11.4a　天疱疮的红色病损

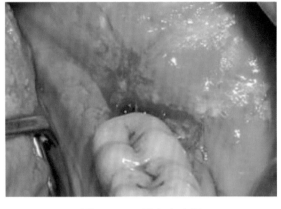

图 11.4b　天疱疮病损

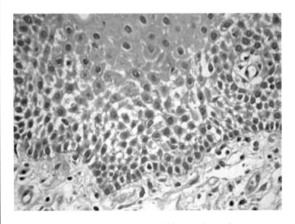

图 11.5　天疱疮的棘层松解现象

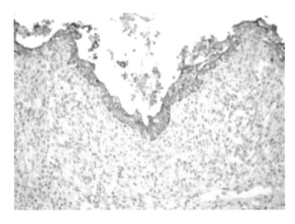

图 11.6　天疱疮基底层细胞使用角蛋白抗体染色

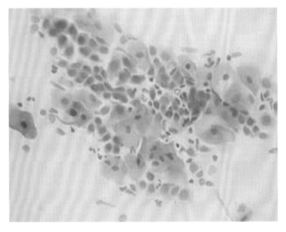

图 11.7a　天疱疮细胞巴氏染色

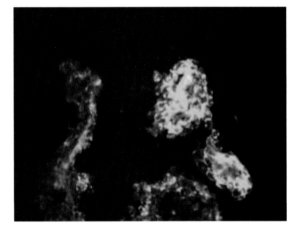

图 11.7b　天疱疮棘层松解细胞的 IgG 染色

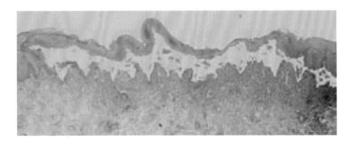

图 11.8　天疱疮上皮内疱

第❶❷章　疱与皮肤疾病：类天疱疮

概念：类天疱疮是一组在临床表现上类似于天疱疮的自身免疫性疾病的总称，但类天疱疮一般不致命。在这类疾病中，可见上皮下疱，免疫沉积物和上皮下疱位于上皮基底膜带（epithelial basement membrane zone，EBMZ），而不会出现棘层松解（图 12.1）。这一类疾病被命名为免疫介导的上皮下疱病（immune-mediated subepithelial bullous diseases，IMSEBD），这些疾病通常表现为类似口腔水疱和（或）糜烂和（或）剥脱性龈炎，有时伴皮肤和（或）其他部位黏膜（主要是生殖器和眼部）的病损，有时伴有瘢痕形成。

发病率（近似值）：不常见。

易患病年龄：大于 50 岁。

易患病性别：女性 > 男性。

致病机制：有几种类型的类天疱疮可累及口腔，包括：

• 黏膜类天疱疮（mucous membrane pemphigoid，MMP）的特征为口腔病损，有时伴眼部、生殖器或皮肤病损。

• 口腔类天疱疮（oral pemphigoid，OP）-特征为口腔病损，具有针对 EMBZ 中特异分子的自身抗体。许多口腔类天疱疮患者携带有针对大疱性类天疱疮抗原 BP180（ⅩⅦ型胶原）的循环抗体；其他患者可携带有抗整合素 α6，一种 120-kDa 的蛋白或表皮整联配体蛋白（层粘连蛋白 -5）的抗体。携带抗整合素 α6 抗体的患者，发展为癌症的相对风险可能较低。

• 瘢痕性类天疱疮（cicatricial pemphigoid，CP）可能与 HLADQB1*0301 有关。

有许多 EBMZ 的成分包括 BP1、BP2、层粘连蛋白 -5（表皮整联配体蛋白）、层粘连蛋白 6、ⅩⅦ型胶原、β4 整合素和其他成分（uncein，

45-kDa、168-kDa 和 120-kDa 蛋白）。

瘢痕性类天疱疮的抗层粘连蛋白与肺癌可能有相关性。

极少数病例是由药物导致的（例如呋塞米或青霉胺）。

诊断要点

病史：疱为上皮下疱，持续时间比天疱疮长。病损累及口咽部，可能导致声嘶或吞咽困难。不断的瘢痕形成可能引起食管狭窄。累及声门上区可能引起呼吸道损伤。累及鼻部可能表现为鼻出血，擤鼻后出血，鼻部结痂和不适。累及眼部可能表现为疼痛，或眼球和结膜沙砾感。肛周或生殖器可能出现疱或溃疡（图 12.2）。

皮肤病损为张力性水疱或大疱，感觉瘙痒和（或）出血。累及头皮可能导致脱发。

临床特征

口腔：口腔病损主要影响牙龈和软腭，极少累及唇红部，病损包括疱或剥脱性龈炎（主要临床表现之一）。张力性大疱或水疱多见于软腭和牙龈，可能为充血性疱,疱可持续数天（图 12.3a~c）。尼氏征可能为阳性。持续的不规则糜烂或溃疡发生于疱破溃后。口腔病损可能遗留瘢痕，但较少见。剥脱性龈炎通常呈现补丁状且有持续性疼痛（但部分病例可无症状）。

口腔外表现：眼部病损最为严重。病损可见于结膜，导致结膜角化。随后，睑内翻（眼睑向内折叠）和出现的倒睫（内弯的睫毛）可导致眼角膜损害。随着瘢痕不断形成，患者可能发展成为睑球粘连（瘢痕将眼球和结膜上皮粘连）（图 12.4）、虹膜粘连（虹膜和角膜或晶状体粘连）和睑缘粘连（眼球固定）。累及

泪腺和导管则导致泪液分泌减少、眼干及进一步的眼损伤。眼部的类天疱疮最终将导致眼球浑浊和失明。

累及鼻部可见鼻前庭糜烂和结痂。

累及喉部可能导致局部狭窄。

累及生殖器可引起阴蒂、阴唇、阴茎体及龟头疼痛性糜烂。

累及肛周表现为疱和糜烂。

皮肤的张力性大疱或糜烂可见于外观正常或有红色斑片的皮肤,主要影响头皮、头部、颈部、四肢远端或躯干。

鉴别诊断:应同其他因素导致的口腔溃疡鉴别,尤其是寻常型天疱疮、扁平苔藓、IMSEBD(获得性大疱性表皮松解症,疱疹样炎和线状 IgA 病)、局限性口腔紫癜(不稳定性出血性大疱)和浅表黏液囊肿。

对皮肤施加水平或切向的压力,可能导致水疱移动(尼氏征),但这并非特异性标志。活检/组织病理(包括免疫染色)很有必要,可显示上皮下疱和基底膜带的 IgG 以及补体 C3 沉积(图 12.5)。

少数患者可检出血清抗基底膜带的自身抗体。

为了评估上呼吸道和食道是否被累及,CT 平扫、钡餐或其他检查可能有帮助,对于携带抗表皮整联配体蛋白的瘢痕性类天疱疮患者,为了判断是否恶变,也可能需要这些检查。

处 理

治疗主要目的为抑制张力性水疱形成,促进愈合,预防瘢痕形成(图 12.6)。当病损局限于口腔黏膜时,局部应用糖皮质激素常有效,但需使用强效的局部药物,例如氯倍他索或醋酸氟轻松乳膏,每次 5min,每日 2 次;治疗剥脱性龈炎,可在夜间使用真空成型夹板。四环素类单用或与烟酰胺合用可能有效。氨苯砜可能有效,特别是在治疗剥脱性龈炎时。对于顽固性或广泛性类天疱疮,使用他克莫司、全身应用糖皮质激素、硫唑嘌呤、麦考酚酸酯、静脉注射免疫球蛋白或英夫利昔单抗治疗可能有效。眼科医师的意见也应参考。

预 后

若不进行治疗,类天疱疮将持续多年,期间经历缓解和发作期。进行治疗后,免疫反应和炎症将得到控制。

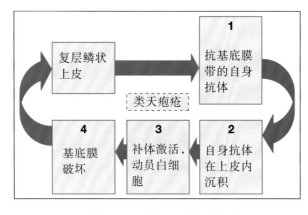

图 12.1 类天疱疮致病机制

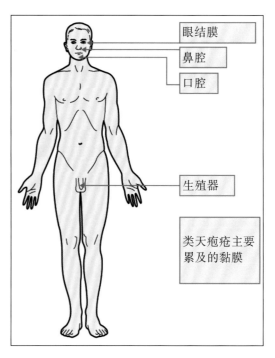

图 12.2 类天疱疮

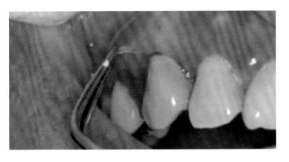

图 12.3a 类天疱疮的疱

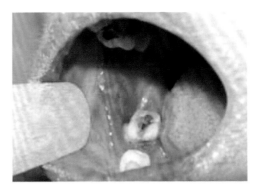

图 12.3b 类天疱疮的糜烂病损

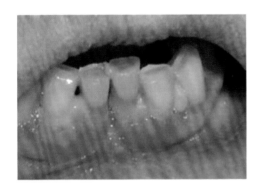

图 12.3c 类天疱疮的剥脱性龈炎

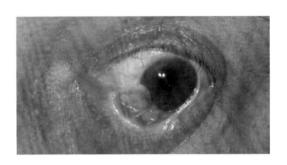

图 12.4 类天疱疮的睑球粘连

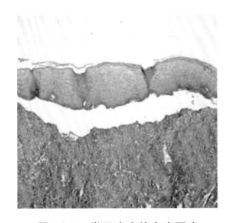

图 12.5 类天疱疮的上皮下疱

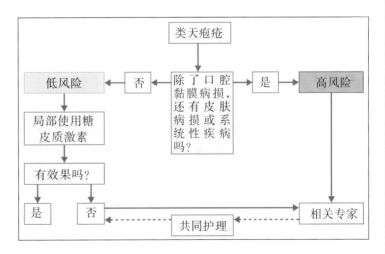

图 12.6 类天疱疮的治疗

第13章 色素性病损

尽管口腔黏膜与皮肤拥有相似的黑色素细胞密度，但口腔黏膜并无明显色素沉着。色素沉着可能为表浅性（外源性）或内源性、独立性或广泛性病损，颜色可呈浅棕色、蓝黑色、灰色、红色或紫色，这些颜色取决于色素和病变深度。

黑色素为褐色，但在眼部可透出黑色、褐色、蓝色或绿色。血管性病损常为红色、紫色或蓝色、但出血性病损可为红色、紫色、褐色或其他颜色（表13.1，表13.2）。

内源性色素沉着可有多种病因（图13.1a、b）。

浅表性着色

舌部和牙齿的浅表性褐色色素沉着容易被清除，常由下列因素导致：某些习惯，例如吸烟，咀嚼烟草，嚼食槟榔；饮料，例如咖啡、茶和红酒；

食物，例如甜菜，甘草；或药物，例如含铁药物、氯已定、含铋药物、兰索拉唑（图13.2）。毛舌，常指黑毛舌，可呈现褐色、白色、绿色或粉色。

毛舌（黑毛舌；黑舌病）

概念：舌背的浅表性黑色着色。

患病率（近似值）：在儿童或青年中约8%，在药物滥用者中约60%。

易患病年龄：老年人。

易患病性别：男性＞女性。

致病机制：健康的儿童极少出现毛舌，但发热者或患有其他疾病者，其毛舌表面可覆盖灰白色软垢。

健康成人有舌苔并不罕见，特别是缺牙者。丝状乳头增生变长（正常乳头的长度

<1mm），因鳞状上皮、食物残渣和着色性微生物堆积而染色。

舌背是微生物主要的藏身地，例如白色念珠菌和草绿色链球菌，以及与口腔异味密切相关的微生物（第59章）。

褐色的毛舌偶尔由导致口腔干燥的药物或抗生素引起，这也许与微生物例如念珠菌属的过度繁殖有关。

黑色毛舌常由下列因素导致：

- 缺牙
- 软、流食
- 口腔卫生差
- 吸烟
- 禁食
- 发热
- 口干（例如舍格伦综合征或放射治疗后）。

尤其常见于口腔卫生差者，以及下列情况：

- 药物滥用者（酒精，可卡因）
- 吸烟者
- 咀嚼槟榔者的颊黏膜呈褐色，为红色色素沉着，表面不规则者有表皮脱落的倾向，牙齿也有色素沉着，主要见于非洲和东南亚的女性；表面可见褐色无定形物质，细胞内和细胞间均可见，伴上皮细胞气球样变性。
- 进食或饮用含大量色素的食物，甜菜根，黑色、蓝色、紫色或红色浆果，甜食例如甘草；饮料，例如咖啡、茶、红酒、异国情调的酒精饮料（有绿色、蓝色和紫色色素）。
- HIV感染者
- 曾接受头颈部放射治疗者

偶见于其他可能导致着色的药物（框表13.1）。

诊断要点

病史：一般无症状。

临床特征

口腔：舌背前 2/3 的中后份（口腔舌部），但舌腹不受影响（图 13.3a、b）。牙齿表面也可能呈黑色或褐色，有时伴口腔异味。

口腔外表现：有色食物，饮料和药物也可使排泄物着色。

鉴别诊断：伴有黑色素沉着的巨细胞动脉炎患者，可出现罕见的舌坏死。

学术研究：较少涉及。

处理

停用相关药物、漱口水，改正不良习惯；加强口腔卫生；晚上刮舌或刷舌；使用碳酸氢钠、过氧化氢或 40% 尿素溶液含漱和（或）吮吸菠萝或桃核。

对于顽固病例，三氯醋酸或足叶草树脂或维甲酸较少用。

预后

毛舌无不良影响。

表 13.1 单发、独立的色素沉着病损原因。

病损	主要患病部位	病损出现时间	病损大小	其他特征
汞合金文身	口底或下颌牙龈	>5 年	<1cm	斑状，灰色或黑色
石墨文身	腭部	>5 年	<1cm	斑状，灰色或黑色
卡波西肉瘤	腭部或牙龈	青春期后	任意	斑状，紫色或褐色，可发展成结节
黑色素瘤	腭部	任意	任意	初始为斑状，褐色，灰色或黑色
黑色素斑	唇部或牙龈	任意	<1cm	多见于白种人。斑状，褐色或黑色
痣	腭部	21~40 岁	<1cm	多有凸起，蓝色或褐色
紫癜	腭部或颊部黏膜	任意	任意	斑状，紫色或褐色

表 13.2 口腔色素沉着的病因

病因	说明
药物和毒物	铁剂和氯己定：常导致褐色着色
	抗疟药：黄色（麦帕克林）至蓝黑色（阿莫地喹）
	米诺环素：牙龈呈蓝灰色着色，由下层骨着色导致
	白消安，其他细胞毒性药物、口服避孕药，羟氯喹，吩噻嗪，抗惊厥药物，齐多夫定和氯法齐明：褐色着色
	金：牙龈呈紫色着色
	重金属中毒（铅，铋和砷）目前少见，可导致黑色着色
内分泌疾病	艾迪生病
不良习惯	咀嚼槟榔
	咀嚼烟草
	吸烟是相当常见的因素（吸烟者的黑色素沉着病或先天性色素失禁），含色素细胞可见于固有层，尤其是来自亚洲国家的倒吸烟者。
黑色病损	黑色素瘤
	黑斑
	痣
妊娠	又称黄褐斑
种族	色素沉着最常见的原因
文身	汞合金，石墨，墨水，染料，碳

框表 13.1	可能导致黑毛舌的药物

- 抗生素（广谱抗生素和灰黄霉素）
- 含铋制剂
- 氯已定
- 糖皮质激素
- 激素替代治疗
- 铁盐
- 单胺氧化酶抑制剂类抗抑郁药
- 甲基多巴
- 过氧化物
- 吩噻嗪
- 质子泵抑制剂（例如奥美拉唑，兰索拉唑）
- 三环类抗抑郁药

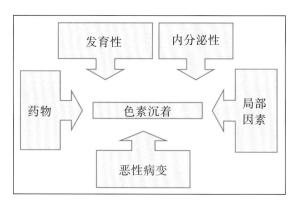

图 13.1a　色素沉着的病因

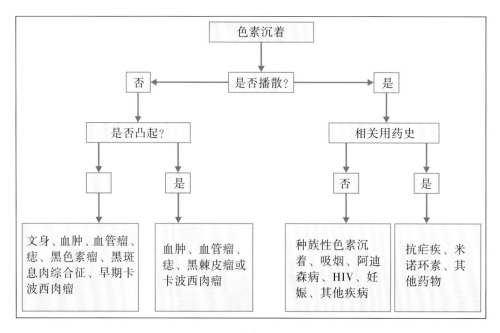

图 13.1b　色素沉着的诊断

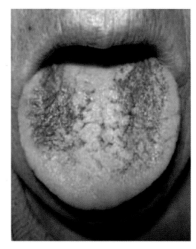

图 13.2　铋致黑舌

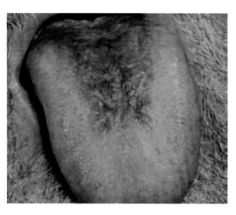

图 13.3a　毛舌。注意中央的色素沉着

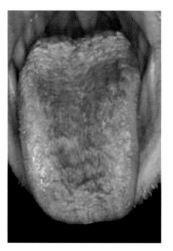

图 13.3b　毛舌

第 14 章　色素性病损：种族性色素沉着和文身

种族性色素沉着

概念：生理性口腔色素沉着表现为多灶性或广泛性黑色素沉着，可见于多个种族，特别是非洲或亚洲人种，但也可见于地中海血统者，有时亦见于浅肤色的人群。

患病率（近似值）：可发生于任何种族。

种族性色素沉着的密度和分布差异较大，差异不仅存在于种族之间，也存在于同一种族的不同个体之间，在同一患者的口腔内，不同区域的黏膜也有差异。

易患病年龄：各个年龄段。

易患病性别：男性 = 女性。

致病机制：若患者的肤色越深，则其口腔色素沉着的程度也越重。肤色是一个多基因遗传性状，根据数量多少由深到浅呈梯度分布。已知对皮肤肤色有影响的基因有 *MC1R* 和 *SLC24A5*。

诊断要点

病史：成人可能首先注意到，往往被误认为是获得性而非遗传性。

临床特征：褐色或黑色的斑片在唇侧牙龈和腭部最为明显（图 14.1），常为对称性分布。斑或点状色素沉着亦可见于舌背、颊黏膜（图 14.2）、软腭或其他区域。

颜色相对稳定，无其他黏膜病变者，提示为良性。

异物文身

概念：由有色的外源性物质引起的文身。

患病率（近似值）：约 1/1000 的成人有汞合金文身。

易患病年龄：年龄较大的成人。

易患病性别：女性 > 男性。

致病机制：用于口腔修复的汞合金，即含汞、银、锡、铜、锌的合金，是最常见导致口内"天然文身"的原因。银是最主要的因素。当汞合金被高速牙科手机移除后，其颗粒可种植于受创伤的黏膜中，在牙拔除术或根尖外科手术中也可发生这种情况。

铅笔或钢笔刺入后，石墨或墨水残留，也可导致文身出现。因铅笔导致的创伤，常在儿童时期发生，遗留石墨文身。文身也可由其他物质引起，例如火药、铅粒、子弹；或在交通事故中或创伤中，沥青之类的物质进入创面。矿工也可出现特征性文身。

某些人群出于美容、宗教、文化或情感的需要而选择文身，或通过文身象征所属的群体，或作为特殊群体的身份识别，包括特殊种群、犯罪团体或是遵守法律的亚文化群体。男性比女性更喜欢文身。

许多不同的色素和染料被用于文身，从无机材料例如墨水，到二氧化钛、氧化铁、偶氮、萘酚、酞菁、喹诺酮和塑料制品例如聚甲基丙烯酸甲（polymethyl methacrylate，PMMA）或 ABS（acrylonitrile butadiene styrene，丙烯腈 – 丁二烯 – 苯乙烯共聚物）。

诊断要点

病　史

口腔文身常无症状，几乎不扩展。

年龄较大的文身患者可能难以想起引起文身的具体原因。

临床特征

口腔：汞合金文身通常表现为独立的、柔软的、无痛的、无溃疡的蓝色或灰色斑块，周围无红斑样反应，多数见于下颌牙龈或牙槽嵴黏膜（图 14.3a，图 14.4），但许多病例也见于舌侧缘或颊黏膜。文身同周围黏膜的分界一般较清晰，直径一般不超过 0.5cm，但少数病例可超过 3cm。

在对这些物质表现为强烈巨噬细胞反应的病例中，被着色的斑片可随时间延长而变大，因为巨噬细胞可吞噬外源性物质，并试图将其移出该区域。

石墨文身一般为灰黑色、斑状，主要见于腭部，与被植入的石墨的大小或植入时的受摩擦部位一致。其他意外性的文身主要发生于唇部（图 14.5）和面部皮肤，通常呈黑色的多个斑片，有时为结节。

主动文身很容易被识别，通常表现为唇部或舌部黏膜的粗话、字母、符号，常着色较深，并呈现多种颜色。

鉴别诊断：黑斑，黑色素瘤、痣和黑棘皮瘤。

辅助检查

含有大颗粒的病损可在口内牙的 X 片中观察到（图 14.3b 与图 14.3a 为同一患者）。

活检或组织病理较少用，除了要排除黑色素瘤时。

黏膜下的成簇黑色或褐色小圆颗粒常包裹血管和网状纤维，从而将组织染色，类似于使用银进行组织染色（图 14.6）。偶可见大的、有棱角的颗粒，常被致密的纤维结缔组织包裹。新植入颗粒周围的基质，常提示新血管生成，并有明显的炎症细胞反应。此外，炎症反应较少见，多由小颗粒引起，常有慢性炎症细胞参与。

若组织细胞、异物多核巨细胞与这些颗粒有关，病损则被称为异物反应。汞合金偶可见于骨中，特别是在牙体手术中特意将汞合金放置在根尖处之后。这些颗粒可能导致邻近的骨呈黑色。

处 理

在 X 线片上可见的病损，一般无须活检或治疗。

为排除黑色瘤，可能需要活检，出于美观的需要，唇红部的病损可进行移除。

预 后

文身无癌变倾向。

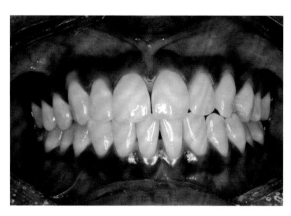

图 14.1 牙龈种族性着色

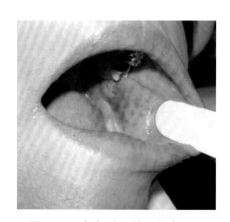

图 14.2 颊部种族性黑色素沉着

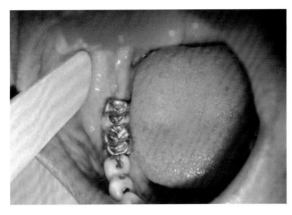

图 14.3a　汞合金文身

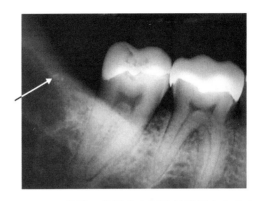

图 14.3b　黏膜下的汞合金可能导致汞合金文身（与图 14.3a 为同一患者）

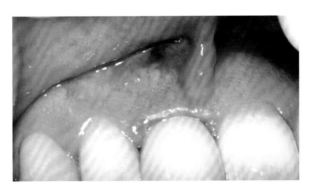

图 14.4　汞合金文身

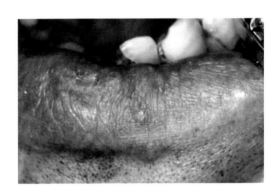

图 14.5　继发于爆炸事件后的异物文身

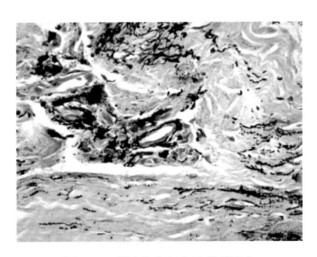

图 14.6　汞合金文身（40 倍镜下）

第15章 色素性病损：黑斑

在显微镜下与种族性色素沉着表现类似的良性病损，呈现为正常或数量增加的黑色素细胞，常伴上皮下色素吸收过多的巨噬细胞（噬黑素细胞），未见痣细胞，据此可与黑色素痣相鉴别，这些病损包括：

- 黑斑，包含大量的黑色素，但黑色素细胞数量并未增加。

- 日晒引起的雀斑，黑色素含量改变，颜色也会改变，但黑斑不会。

- 黑棘皮瘤——少见的获得性病损，呈褐色至黑色，常为单个，良性的黏膜色素沉着，可突然凸起和增大，主要见于非洲裔女性的颊黏膜。除了基底层的黑色素数量增加之外，上皮层中可见含黑色素的树突状细胞和嗜酸性粒细胞。这种黑斑可能是继发于创伤后的应激性病损。

黑 斑

概念：黑斑是一种获得性的、小而平滑、褐色至黑褐色、无症状的良性病损，无特征性变化。

患病率（近似值）：成人为1/1000。

易患病年龄：成人。

易患病性别：女性＞男性。

致病机制：口腔黏膜黑斑为局部黑色素沉着增加所致。唇部黑斑（位于唇红处）为界限清楚的实体。

黑斑常单独存在，但也可见于下列疾病：

- 色素沉着 - 息肉综合征是一种常染色体显性遗传病，与丝氨酸/苏氨酸激酶基因相关，以皮肤黏膜黑斑为主要特征，特别是口周黑斑；也常见于小肠的息肉，极少发生恶变，但可引起肠套叠（阻塞）。患者罹患胃肠道、胰腺、乳腺和生殖器癌症的风险轻度增加。

- Laugier-Hunziker综合征是一种良性病变，唇部、口腔、皮肤和指甲均可发生色素沉着（图15.1a、b）。

生殖器病损不常见。

- HIV感染多与原发性肾上腺功能减退或使用齐多夫定治疗有关。

诊断要点

病 史

无症状的口腔黏膜黑斑常无特征性变化。

临床特征

多数为独立病损，常见于白种人成人，颜色在褐色和黑色之间变化。许多黑斑发生在下唇的唇红缘，视为独立病损（唇部黑斑）。在口腔内，前牙牙龈、颊黏膜和上腭为主要患病区域，常可发现一个以上的病损（图15.2，15.3）。典型的黑斑为小的、界限清晰的、呈均匀的黄褐色至深褐色、圆形或椭圆形的着色斑，直径<7mm。

鉴别诊断：文身、痣、黑色素瘤。

当病损临床表现类似于早期黑色素瘤时，需进行活检或组织病理检查，特别是病变发展较快时。在组织病理检查中，除了位于基底层和副基底层的角质形成细胞中的黑色素增加之外，其余复层鳞状上皮均正常，在表皮突的顶端色素沉着较重。使用HMB-45染色，结果呈阴性，痣则表现为阳性。

病损无痣细胞或延长的上皮突。在上皮基底层和（或）上皮固有层可见黑色素。

黑色素沉积也可见于上皮下基质（色素弥漫），可能位于巨噬细胞或噬黑色素细胞中。褐色甲醛沉积与铁沉积可鉴别，它们与红细胞结合，而不是与基底层的上皮细胞结合。无深层炎症反应。

处　理

　　口内的黏膜黑斑无恶变倾向，但早期的黑色素瘤有相似的临床表现，因此，近期发生的、大面积的不规则色素沉着，持续时间未知，或扩大的病损应切除并行组织病理检查。一般无须治疗，除了美观需要（切除或使用激光消除或使用唇膏遮掩）。

预　后

良好。

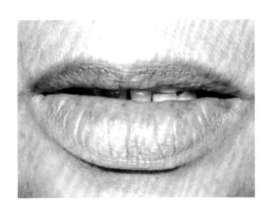

图 15.1a　Laugier‐Hunziker 综合征的唇部表现

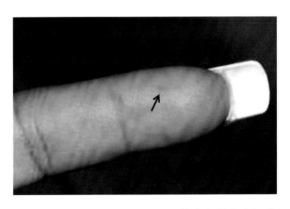

图 15.1b　Laugier‐Hunziker 综合征的色素沉着

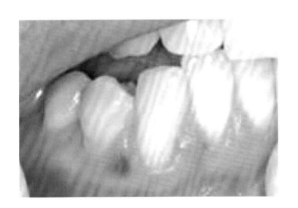

图 15.2　黑斑

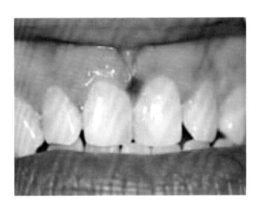

图 15.3　黑斑

第16章 色素性病损：痣与其他疾病

概念：痣是一个广义的名称，指的是一大类不同的病损，通常从出生就出现（拉丁语：胎记），但也可为获得性。这个概念也被用于指代无色素沉着的错构性或肿瘤性实体（例如白色海绵状斑痣），痣一般用于形容一种黑色素沉着病损，呈褐色或黑色。有些病损可无黑色素。

患病率（近似值）：口腔的痣比皮肤的少见，成人发生率1/2000。

易患病年龄：儿童期痣的发生频率迅速增加，在十几岁或二十多岁时达到顶峰，随后呈现逐渐下降趋势。有些观点认为痣的个数高峰存在一定年龄梯度范围。

易患病性别：男性 = 女性。

致病机制：痣来源于含黑色素细胞的增加，痣细胞为椭圆形或圆形，可见于无包膜的细胞团（痣细胞团），位于上皮细胞（黏膜或皮肤）层中或越过上皮细胞层。

黑色素的产生量常有不同。痣包括：

• 黏膜内痣（大约60%），包含固有层的黑色素形成细胞团，通常不累及上皮（图16.1a、b）。

• 蓝痣（25%），位置较深，由梭形细胞组成，可位于固有层的任何部位（图16.2a、b）。

• 少见类型：

• 交界痣由良性痣细胞团组成，局限于基底层的上皮 - 间充质交界，不累及固有层

• 复合痣：表皮和真皮均累及

• 混合痣

痣有许多亚型，并有不同的临床和显微镜表现；多数可被人类黑色素瘤抗体45号（human melanoma black-45，HMB45）或黑色素瘤特异抗原（melanoma specific antigen，MSA）染色。痣逐渐成熟，从交界痣发展为复合痣，再变成黏膜内痣（皮内痣），目前最常见的类型，细胞也变得成熟，且具有网络化特征。即使是在同一病损中，痣的色素沉着变异也较多。

痣通常为良性，也可能为非典型性，具有转变为黑色素瘤的潜能，但目前在口腔内，与此有关的证据不足。

诊断要点

病史：痣无症状，无特征性改变。

临床特征：大约85%的口腔痣为色素性的，15%为非色素性。色素性痣主要见于腭部（40%），其次为颊黏膜（20%）或唇红缘。痣常为褐色、斑状，但复合痣可为丘疹样；痣的大小、颜色无快速变化，无痛。

鉴别诊断：黑斑、文身、黑色素瘤、黑棘皮瘤。

处理

无证据证明多数着色性痣可转变为黑色素瘤，即使人们认为交界痣可能具有该风险，也无证据支持。然而，色素性痣与黑色素瘤类似，若黑色素瘤的早期检查得以实现，所有色素性口腔病损都值得怀疑并检查。因此，应推荐切除活检；当病损凸起或呈结节状时，这一点尤其重要。

预后

好。

促肾上腺皮质激素效应

口腔和皮肤的过度色素沉着可见于促肾上腺皮质激素效应（adenocorticotrophic hormone effects，ACTH）治疗过程中，以及艾迪生病（肾上腺皮质功能减退导致低血压和ACTH反馈性垂体功能亢进）、纳尔逊综合征（为医源性，在乳腺癌治疗中切除肾上腺）或异常ACTH增多（例如支气管癌）。褐色或黑色色素沉

着在分布上变异较大，常为广泛分布，主要
见于软腭、颊黏膜（图 16.3），以及创伤部位。

　　过度色素沉着为广泛性病损，褐色，在正
常情况下颜色较深的部位较为明显，例如：

- 乳头的乳晕
- 生殖器
- 皮肤皱褶
- 创伤部位

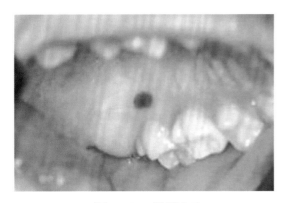

图 16.1a　黏膜内痣

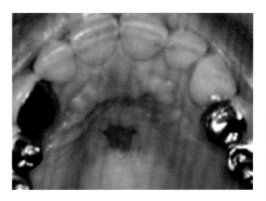

图 16.1b　黏膜内痣

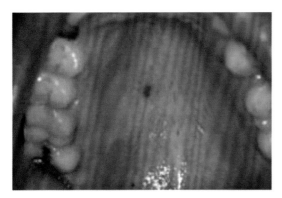

图 16.2a　蓝痣

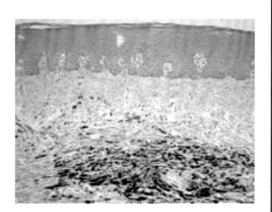

图 16.2b　蓝痣

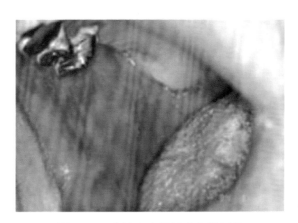

图 16.3　艾迪生病的过度色素沉着

第17章 色素性病损：恶性黑色素瘤

概念：黑色素细胞的恶性肿瘤。

患病率（近似值）：不常见，大约每年 1.2 例 /1000 人。日本与乌干达为患病率较高地区。口腔黑色素瘤占全身黑色素瘤的 0.2%~8%，约占头颈部恶性肿瘤的 1.6%。小于 1% 的黑色素瘤首先累及口腔黏膜。

易患病年龄：中老年人。

易患病性别：男性 > 女性。

致病机制：日光曝晒是皮肤黑色素瘤的病因，在过去的几十年中伴随流行时尚而增加，尤其是浅肤色人群。口腔黑色素瘤的病因，目前尚不明确，与化学或物理性损伤、烟草、咀嚼槟榔或口腔卫生无直接联系。多数口腔黑色素瘤被认为是新出现的。即使口腔痣是某些黑色素瘤的潜在来源，这些痣也常为良性。即使是常见于腭部的蓝痣（腭部是黑色素瘤好发的区域），也几乎无恶变。

诊断要点

病史：黑色素瘤在早期常无症状；随后可能出现肿胀、牙齿松动、出血。

临床特征

最常见的口腔患病部位是腭部和上颌牙龈。转移性黑色素瘤最易影响上颌、舌部和颊部黏膜。

口腔黑色素瘤往往被忽视，或在临床上被误认为良性色素病损，直到其发展至晚期，在淋巴结、肝和肺部转移。在确诊时，水平向（水平蔓延）和垂直向（渗透）扩展较常见。

可见有色素沉着的独立的小褐斑或黑斑，直径 1.0mm 至 1.0cm，或者更大（图 17.1）。

它们生长迅速，初期向水平向和表面蔓延，稍晚则色素沉着加深，呈结节状，有深部浸润，伴有卫星灶。大约 10% 为无色素性，表现为白色或与黏膜颜色相似，或红色的肿物。

有时黑色素瘤开始为结节，伴深部转移，表现为多个或大的病灶。提示可能为恶性的特征包括大小快速增长，颜色改变，出现溃疡、疼痛、出血、卫星状色素点，或局部淋巴结肿大。

鉴别诊断：黑斑、痣、文身、黑棘皮瘤和卡波西肉瘤。

使用棉拭子擦拭病损，可见褐色着色（图 17.2a、b），但需进行活检 / 组织病理学检查（图 17.3）。黑色素瘤的组织学表现为变性的纺锤状或鳞状细胞。上皮异常，可见大的非典型黑色素细胞和过量的黑色素。黑色素瘤细胞具有大的细胞核，核显著，由于核膜的不规则性可出现核内假包涵体。内含的大量细胞质可能呈均匀的嗜酸性改变或具有透光性。有时，细胞可变为纺锤状，这被视为一种更具侵袭性的特征。然而，组织学表现差异较大，使用多巴染色或抗体染色对诊断有帮助。黑色素瘤表现为 S100、酪氨酸酶、Mart-1/melan-A、波形蛋白、小眼转录因子和 HMB-45 染色阳性。在免疫组化中，黑色素瘤虽可与其他肿瘤鉴别，但仍不能同痣（常为非典型痣）区分。

为排除肿瘤侵袭，需进行影像学检查。对比增强 CT 可用于观察黑色素瘤的范围，是局限性的，区域性的，还是伴有淋巴结转移。MRI（magnetic resonance imaging，磁共振）用于软组织的黑色素瘤诊断。使用含钆制剂进行骨扫描，以及胸部透视，在评估转移性时有帮助。

正电子发射计算机断层扫描术（positron emission tomography，PET）在区分黑色素瘤和痣时结果不如人意。然而，结合 PET-CT 检查可能具有诊断价值。

处 理

最佳治疗为基于多种治疗方法的外科手术治疗，若累及区域性淋巴结，则进行颈部淋巴结清扫。不提倡进行预防性颈部淋巴结清扫。当发现局部病灶复发时，应尽早手术干预增加存活率，因远处转移与病情恶化密切相关。

放疗和化疗通常无效。虽然单独应用放疗的优势值得商榷（尤其是小剂量级），为达到无复发生存目标，大剂量应用仍不失为一种有效的辅助治疗。药物治疗被用于皮肤黑色素瘤〔氮烯唑胺与白细胞介素-2（IL-2）合用〕，免疫治疗在口腔黑色素瘤中的益处仍值得探讨。

有一些非正式报道称 α 干扰素（IFN-α）有效。然而许多治疗中心在术后仍使用 IL-2 辅助治疗，以预防或减少复发。

预 后

预后较皮肤黑色素瘤差，除非早期发现，但许多患者常表现为进展期，累及颈部淋巴结，发生肺或肝远处转移。五年生存率为 5%~50%。肿瘤厚度或体积（Clark and Breslow 指数）和淋巴结转移这几项指标用于评估预后，其可靠性较皮肤黑色素瘤低（厚度小于 0.75mm 的病损几乎不转移）。

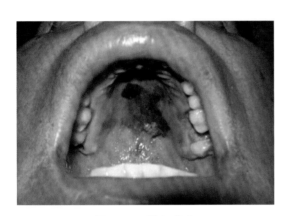

图 17.1　黑色素瘤

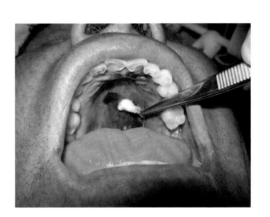

图 17.2a　黑色素瘤；使用棉拭子检查

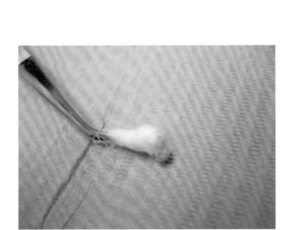

图 17.2b　黑色素瘤；棉拭子被染色

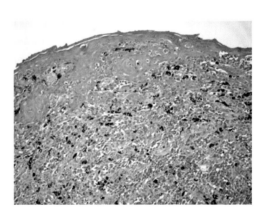

图 17.3　黑色素瘤（10 倍镜下）

第18章 红色和紫色病损

红色和紫色的口腔病损通常由血管增生或血液外渗引起；若为血管性病损，使用玻板（玻片压诊法）压迫则变为白色（图18.1）。炎症是导致病损发红（红色斑块）的常见因素，但也有其他原因（图18.2，表18.1）。

例如，慢性龈炎是导致牙龈充血发红的常见原因，常局限于菌斑聚集引起炎症的区域，如龈缘和牙间乳头。当有更为广泛的牙龈充血发红，尤其是伴有疼痛时，在儿童常由原发性疱疹性龈口炎导致。在成人，引起广泛牙龈发红的原因是剥脱性龈炎（常由扁平苔藓或黏膜类天疱疮导致）（图18.3）。红色斑块偶然也可由过敏反应导致（例如浆细胞龈炎）。念珠菌病很常见，可影响大范围区域，例如，义齿下方区域局部生态环境改变，使真菌易于繁殖。影响大面积黏膜的红色斑块，任何年龄均可受累，可能由口炎导致，表现为广泛的红斑、糜烂和溃疡。

局限的红色区域可能为创伤、游走性红斑（图18.4）。增殖性红斑、癌、念珠菌病（图18.5）、扁平苔藓、红斑狼疮或血管性病损（微血管扩张，静脉曲张和血管瘤）（图18.6）。后者因血管内血液可能表现为红色、蓝色、紫色。毛细血管扩张可能是遗传性出血性毛细血管扩张症，原发性胆汁性肝硬化，硬皮病，或放疗后的临床表现。血管瘤常为单个病损，但也可能为某种综合征的一种表现。

有些肿块例如化脓性肉芽肿可能为红色（图18.7）。卡波西肉瘤可能表现为红色、紫色、褐色或蓝色斑块或结节，与上皮样血管瘤类似。颜色改变是由血液溢出，加上血管增生引起的。病损使用玻片压诊法均无变白。

血性疱可见于紫癜，局限性口腔紫癜（不稳定性出血性大疱）和类天疱疮，偶尔见于天疱疮或淀粉样变性。

紫 癜

出血斑和瘀斑由擦伤和负压引起（图18.8），常位于硬腭和软腭交界区域；使用玻片压迫无变白现象，因有血液外溢。颜色可呈现蓝色、紫色、红色、褐色。

绿色和黄色与皮肤擦伤有关，在口内不常见。瘀斑常由创伤导致，吸吮导致的创伤较常见，但需排除出血倾向，例如EBV感染。细小病毒或HIV感染、特发性血小板减少性紫癜、白血病。

表18.1 红色或紫色病损的病因

局限性	广泛性
不稳定性出血性大疱（疱）	念珠菌病
血管瘤	黏膜萎缩（例如B
维生素 B_{12} 缺乏	族维生素缺乏）
烧伤	黏膜炎
念珠菌病	红细胞增多症
深部真菌病	
义齿性口炎	
剥脱性龈炎	
药物过敏	
增殖性红斑	
地图舌	
肉芽肿性疾病（包括肉芽肿性血管炎，原称韦氏肉芽肿病）	
卡波西肉瘤	
扁平苔藓	
红斑狼疮	
紫癜	
微血管扩张	

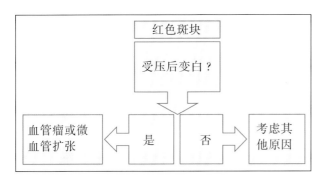

图 18.1 红色病损的诊断

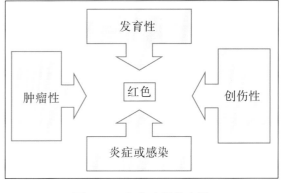

图 18.2 红色病损的病因

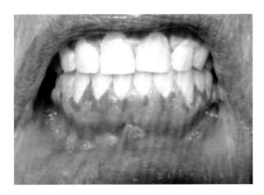

图 18.3 天疱疮患者的剥脱性龈炎

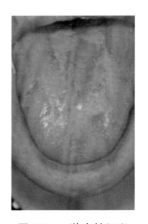

图 18.4 游走性红斑

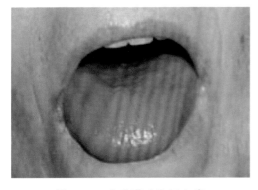

图 18.5 念珠菌病和口角炎

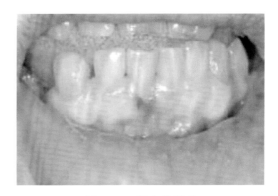

图 18.6 微血管扩张

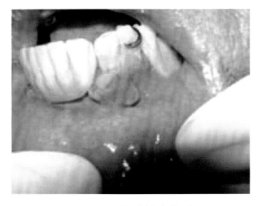

图 18.7 化脓性肉芽肿

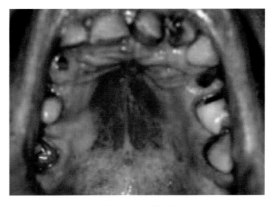

图 18.8 紫癜

第⑲章 红色和紫色病损：剥脱性龈炎和黏膜炎

剥脱性龈炎

概念：剥脱性龈炎（以前称为牙龈变性）是一种临床症状名称，指牙龈持续的疼痛、外观呈红色光滑面或红色溃疡。

患病率（近似值）：相当常见。

易患病年龄：中老年人。

易患病性别：女性 > 男性。

致病机制：剥脱性龈炎并非一种疾病，但常为萎缩性扁平苔藓、糜烂性扁平苔藓、黏膜类天疱疮的表现，偶可见于天疱疮或其他皮肤病。也可由月桂硫酸酯钠、过敏反应、线性 IgA 病或其他免疫性上皮下疱疾病或未知原因引起。

诊断要点

病　史

口腔表现：持续的牙龈疼痛，进食时加重，尤其是食用辛辣食物时。

口腔外表现：当患者有皮肤病时，可能出现皮疹或水疱。

临床特征

口腔：红色，光滑（可呈补丁状或均质的）的牙龈，尤其是唇侧（图 19.1）。牙龈红斑使正常粉色的扇贝状附着龈与偏红色的前庭沟黏膜界限模糊。当口腔卫生较差时，红斑面积将扩大。龈缘和无牙区牙槽嵴较少累及。

皮肤疾病可能与口腔病损相关（例如疱、糜烂和白色病损）。

口腔外表现：皮肤疾病的皮肤病损。

鉴别诊断：坏死性溃疡性龈炎，浆细胞龈炎，银屑病，机械性慢性损伤。

辅助检查：常依据病史和临床检查做出明确诊断。尼氏征可能为阳性，但为找出准确病因，需进行活检和免疫染色。

处　理

治疗措施需根据患者的基础疾病状态进行，口腔卫生也应积极维护。电动牙刷可帮助清洁牙齿，同时避免牙龈创伤，创伤可导致疼痛。

局部使用糖皮质激素可控制炎症，特别是用塑料夹板盛放乳膏并整夜使用时。若有口腔外病损或严重的口腔溃疡时，需要进行全身治疗，常使用糖皮质激素。其他药物可用于顽固性病损，包括环孢素、氨苯砜、阿维 A、磺胺吡啶、四环素类和他克莫司。

预　后

好（与基础疾病相关）。

黏膜炎

概念：黏膜炎有时也称为黏膜屏障损伤，是指在治疗癌症或进行骨髓移植（即造血干细胞移植）前准备的过程中。（这些治疗包括化疗、放疗或同步放化疗）伴随出现的广泛红斑、溃疡和疼痛。

患病率（近似值）：许多进行化疗的患者常罹患黏膜炎，尤其是使用顺铂、依托泊苷和左旋美法仑治疗时。在对颌面部组织进行体外放射治疗后，常出现不同程度的黏膜炎，在进行头颈上部放疗后或全身放疗后，也可出现。在进行造血干细胞移植后，因有放射性损伤和骨髓清除，黏膜炎尤其严重。

易患病年龄：中老年人。

易患病性别：女性 = 男性。

致病机制：消化道上皮细胞迅速分离。

诊断要点

在上述治疗完成 3~15d 后，出现黏膜炎，化疗后黏膜炎比放疗后黏膜炎出现时间早。在化疗中，黏膜炎可出现在消化道的任何部位，从口腔至肛门。常表现为疼痛，程度严重以至于影响进食及生活质量。口腔黏膜变得薄而红，易于脱落，后形成糜烂及溃疡，有时出血；糜烂/溃疡面常被黄白色的纤维蛋白凝块覆盖，称之为假膜（图 19.2）。黏膜炎还常伴有味觉异常症状。更为重要的是，黏膜炎中受损的黏膜屏障和免疫功能，使患者容易出现威胁生命的感染并发症。

处　理

目的是预防黏膜炎；使用冰片使口腔温度降低，角质细胞生长因子和低能量激光治疗可减轻化疗导致的黏膜炎。在大多数研究中，分割放疗剂量可使 >70% 患者增加放疗致黏膜炎的风险；使用黏膜屏障可能减轻黏膜炎。癌症靶向治疗（常使用单克隆抗体或小分子例如酪氨酸激酶抑制剂）的其中一个目标，就是使治疗的副作用比化疗或放疗更少。癌症靶向治疗的例子包括利妥昔单抗和曲妥单抗、西妥昔单抗、厄洛替尼和吉非替尼，使用这些药物后口腔黏膜炎较少出现。

黏膜炎的治疗目的是减轻疼痛，促进愈合和预防感染性并发症。全身使用阿片类药物（如吗啡）和局部应用芐达明，保护屏障凝胶和其他药物可减轻疼痛。

口腔卫生维护也非常重要。控制微生物繁殖和使用抗病毒及抗真菌药物进行预防，对于中性粒细胞计数低的患者尤其重要。

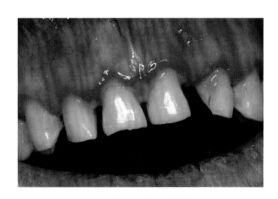

图 19.1　类天疱疮

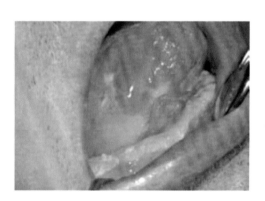

图 19.2　黏膜炎

第20章 红色和紫色病损：红斑型念珠菌病

念珠菌病可导致口腔红色斑块和疼痛，伴或不伴假膜型病损（表 20.1）。

急性念珠菌病

概念：急性感染，主要是白色念珠菌引起感染。

患病率（近似值）：未知。

易患病年龄：成人。

易患病性别：男性 = 女性。

致病机制：急性红斑型或萎缩型念珠菌病可能与糖皮质激素或广谱抗生素治疗、HIV 感染或免疫抑制状态有关，在呼吸道和食管也可见这类病损。白色念珠菌是主要的致病微生物。念珠菌感染在免疫抑制人群例如 HIV/AIDS 患者中尤为严重，此时白色念珠菌可能合并其他种类感染（特别是克柔念珠菌）。念珠菌属的其他重要类型为热带念珠菌、光滑念珠菌、近平滑念珠菌及新类型，例如都柏林念珠菌、非洲念珠菌和平常假丝酵母菌。抗真菌药物耐药也是临床面临的挑战之一。

诊断要点

当假膜脱落或更新时，长期假膜型念珠菌病可能演变为红斑型念珠菌病。在舌背的病损常表现为舌乳头萎缩（图 20.1）。腭部中央的红色区域类似"拇指印"样（图 20.2）。口角炎和（或）假膜型念珠菌病可同时出现。诊断主要依据临床表现，涂片或培养为辅助检查。

处 理

急性念珠菌病最好使用抗真菌药物治疗（制霉菌素，两性霉素，咪康唑或氟康唑）。

高效抗反转录病毒疗法（Highly ActiveAntiretroviral Therapy，HAART）可减少 HIV 感染中念珠菌病的发病率。

慢性念珠菌病、义齿相关性口炎（义齿性口腔痛；慢性萎缩型念珠菌病）

概念：局限于口腔修复体受压区域黏膜的弥散性红斑。

患病率（近似值）：>30 岁的人群约 7%，>60 岁的人群约 15%。

易患病年龄：中老年人。

易患病性别：女性 > 男性。

致病机制：仅在上颌修复体下方发生（义齿或正畸板）。仅影响与修复体组织面接触的黏膜，这就说明并非由过敏反应导致，过敏反应可影响所有与修复体接触的黏膜。

创伤是一个不太可能的因素，因下颌修复体更易引起创伤。这种疾病与微生态环境改变有关，由修复体和上腭之间的菌斑聚集[细菌和（或）真菌]引起。

有多种微生物参与其中（主要是白色念珠菌，但有时也有米勒氏链球菌和肺炎克雷伯菌）。

口干、糖尿病、免疫抑制治疗或高碳水化合物饮食以及 HIV 疾病患者均易感此病。

诊断要点

病 史

口腔表现：常无症状。

临床特征

口腔表现：局限于义齿受压区域的弥散的红斑（图 20.3a、b）。可分为以下几种类型（Newton 分类）：

1. 局限性轻型炎症反应，针尖样充血。

2. 红斑或广泛性轻型，表现为弥散的红斑，累及部分或全部义齿覆盖区域黏膜。

3. 颗粒型（炎症性乳头样增生），常累及硬腭中央和牙槽嵴。

义齿相关性口炎可伴有口角炎。

鉴别诊断：创伤、黏膜炎。

诊断主要靠临床表现。

处　理

修复体需在晚上清洁和消毒，储存于消毒液中（1% 次氯酸盐或 0.2% 氯已定溶液）。黏膜感染可通过刷洗腭部，使用局部抗真菌药物（例如制霉菌素或米康唑）及口腔消毒抗真菌药物（例如氯已定）进行消除。

预　后

好。

口角炎（口角唇炎；传染性口角炎）

概念：口角炎是一种皮肤和唇黏膜交界处的炎症。

患病率（近似值）：成人约 2%。

易患病年龄：成人。

易患病性别：男性 = 女性。

致病机制：多数成人患者是由于机械性和（或）感染性因素，义齿相关性口炎也与之有关。从多数患者身上可分离出念珠菌或葡萄球菌。儿童营养缺乏（例如核黄素、叶酸、铁吸收不良）或免疫缺陷（例如唐氏综合征，糖尿病和 HIV 感染）都是易感因素（图 20.4）。

诊　断

临床特征为双侧口角处红斑或皲裂（图 20.5），主要靠临床表现诊断。

处　理

义齿相关性口炎应给予治疗，局部应用咪康唑或夫西地酸乳膏。

正中菱形舌炎（舌部中央乳头萎缩）

概念：在舌背中央出现的红色、菱形的舌乳头萎缩区域。

患病率（近似值）：成人为 1/2000~1/300。

年龄：中老年人。

性别：男性 > 女性（3∶1）。

致病机制：舌背界沟后份的局部区域易罹患念珠菌病。吸烟、佩戴义齿、免疫缺陷（HIV 和糖尿病）患者均易感此病。

诊断要点

病史：常无症状。

临床特征：位于舌背中央后份的菱形、椭圆形结节或斑块，常为红色（图 20.6）。多种口腔病损有时可伴随出现，尤其是腭穹窿处的"吻合样"病损。

鉴别诊断：口腔红斑、肿瘤、舌甲状腺、树胶肿、分枝杆菌或深部真菌感染、化脓性肉芽肿和颗粒细胞瘤。

辅助检查：诊断通常依据临床表现，因有些病损在临床上与肿瘤类似，所以需进行活检。组织学检查常表现为不规则的假上皮瘤样增生（图 20.7），与癌症易混淆。

处　理

戒烟，使用抗真菌药物。

结节性病损常需手术切除，并进行组织病理学检查。

预　后

好。

表 20.1　口腔念珠菌病分型

类型	其他名称	易感年龄	易感因素
急性假膜型	鹅口疮	任何年龄	口干症、抗生素、糖皮质激素、免疫缺陷
急性萎缩型	抗生素性口炎	任何年龄	抗生素或糖皮质激素
慢性萎缩型	义齿相关性口炎	成人	佩戴义齿
慢性增殖型	念珠菌性白斑	中老年人	烟草、佩戴义齿、免疫缺陷
慢性皮肤黏膜型	–	0~10 岁	免疫缺陷
红斑型		任何年龄	免疫缺陷
正中菱形舌炎	–	30 岁以后	吸烟、佩戴义齿、免疫缺陷

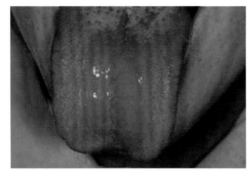

图 20.1　念珠菌性舌炎

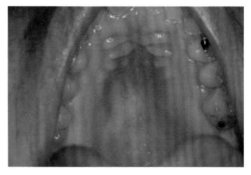

图 20.2　腭部念珠菌感染

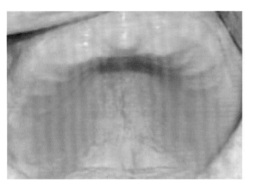

图 20.3a　义齿相关性口炎

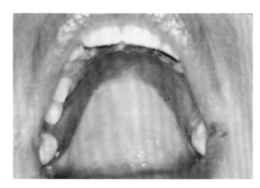

图 20.3b　义齿相关性口炎

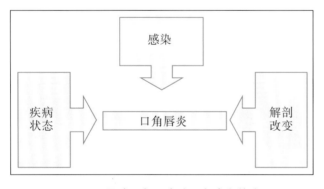

图 20.4　导致口角唇炎（口角炎）的病因

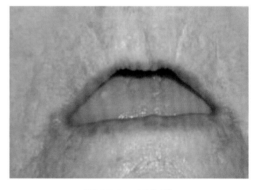

图 20.5　口角炎

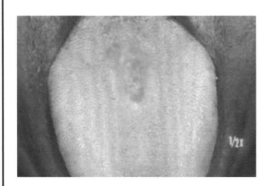

图 20.6　正中菱形舌炎

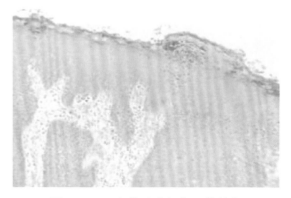

图 20.7　正中菱形舌炎（10 倍镜）

第21章 红色和紫色病损：血管瘤

头颈部血管异常有时也称血管瘤病，被分为两大类：血管畸形（毛细血管、静脉、淋巴管、动静脉畸形）和血管肿瘤（血管瘤、卡波西样血管内皮瘤和丛状血管病）。

（参见网址 http://emedicine.medscape.com/article/846692-overview）

血管瘤

概念：红色、蓝色或紫色的软的血管病损，受压变白。

患病率（近似值）：成人 5/1000（2% 的新生儿可出现口腔外的血管瘤病）。

易患病年龄：从儿童期即可发病。

易患病性别：男性 > 女性（2 : 1）。

致病机制：儿童的血管瘤常为良性病损，来自发育性错构瘤。在成人中，情况则有所不同；以血管畸形为主。

诊断要点

病 史

口腔表现：许多血管瘤出现于婴儿期，多在 2 岁出现，生长缓慢，10 岁时大部分已消退（自愈）。成人的血管瘤几乎不会自发消退，相反的，它们一般会缓慢增大。

临床特征

口腔表现：最常见于舌部、颊黏膜或唇部，柔软无痛的红色、蓝色或紫色病损（图 21.1）。血管瘤在受压时常变为白色，触诊凹凸不平，表面与黏膜平齐或呈分叶状或凸起。血管瘤受创伤可能破裂，破裂后易大量出血（例如牙拔除术中）。有时口腔血管瘤可能发展为静脉石病。

口腔外表现：血管瘤常为独立病损，少数可能为多个和（或）系统综合征的一部分，例如斯德奇-韦伯（Sturge-Weber）综合征（血管瘤向深处扩展，几乎不累及同侧脑膜，导致面部血管瘤和癫痫，有时伴学习障碍）；蓝色橡皮疱样痣综合征（blue rubber bleb nevus syndrome，BRBNS）（图 21.2）以多处皮肤静脉畸形为特征，伴内脏病变，多影响胃肠道；马富奇（Maffucci）综合征包括多个血管瘤及内生软骨瘤；丹迪-沃克（Dandy-Walker）综合征是一种先天性脑畸形，包括小脑畸形或其他颅后窝畸形和面部血管瘤。

鉴别诊断：需排除卡波西肉瘤和上皮样血管瘤病。

辅助检查：血管瘤的标志性特征是受压后变白，或使用针和注射器抽吸出血。对于大的血管瘤，需要进行血管造影。怀疑为血管瘤的口腔病损，不应常规活检；穿刺更为安全。在静脉内注射造影剂后，磁共振成像（MRI）的 T2 加权像中，血管瘤及附近区域显示为信号增强。

处 理

多数血管瘤较小，无影响一般不需治疗，但若出于美容或功能需要，可使用冷冻治疗、激光消融或病损内注射糖皮质激素、硬化剂或 α 干扰素，效果较好。巨大血管瘤需进行结扎或栓塞治疗，主要是美观需要或避免出血。

预 后

儿童期出现的约50%的血管瘤可自发消退，但海绵状血管瘤则不然，因其与 Sturge-Weber 综合征有关。

静脉湖（静脉曲张；唇部老年性血管瘤）

这是一种蓝紫色柔软的静脉扩张，直径 2~10mm，常见于老年患者的下唇。可进行切除，但细致的冷冻治疗、电凝、红外线热凝或氩激光治疗也有良好效果。

淋巴管瘤

口腔的淋巴管瘤不太常见。有些属于错构瘤，有些与血管瘤结构类似，在临床表现上也类似，有"蛙卵"状外观（图 21.3），但内含淋巴而不是血液。

淋巴管瘤通常为独立病损，主要影响舌部。此病有时与囊状水瘤相关。有研究发现大约 4% 黑种人新生儿的牙槽嵴会出现蓝色、半球形的淋巴管瘤；90% 在两岁之前被诊断。这些病损通常为双侧，常自发消退。发病无性别差异。

对比增强 MRI 的 T1 加权像可用于鉴别淋巴管瘤和深部血管瘤。小的淋巴管瘤无须治疗。即使冰冻治疗、激光治疗和硬化疗法有效，大的病损也可能需要切除，近来，射频消融治疗已有应用。

70%~80% 的淋巴管畸形患者可能会经历感染，通常与病损明显增大有关。病损快速增大，或是病损内感染的结果，或是因为出血，将导致气道阻塞。正因如此，遇到此类情况时，约 50% 的儿童需要进行气管切开术。

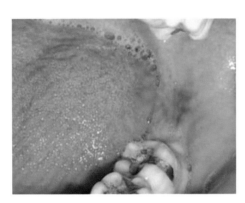

图 21.1　血管瘤病

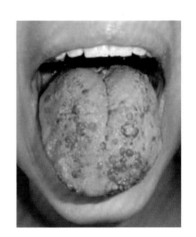

图 21.2　多个血管瘤

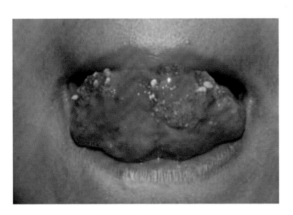

图 21.3　淋巴管瘤

第22章 红色和紫色病损：增生血管性病损，卡波西肉瘤

增生血管性病损

增生血管性病损好发于头颈部，主要包括：

• 叶状毛细血管瘤（化脓性肉芽肿），临床常见于牙龈、舌部及唇部。手术切除即可。

• 血管内乳头状内皮增生（马松血管瘤或假性血管肉瘤）为良性，非肿瘤性的血管病损。其组织学特征为：乳头状结构，周围可见增生内皮细胞，或表现为血栓样物，类似于恶性血管皮内细胞瘤的病理学表现。好发唇部。手术切除即可。

• 另有一类病损较少见但侵袭性更高，如卡波西肉瘤。

• 上皮样血管瘤、上皮样血管内皮瘤、梭形细胞（卡波西样）、血管内皮瘤、后天性进展型淋巴管瘤、恶性血管皮内细胞瘤均较为罕见。

卡波西肉瘤

定义：卡波西肉瘤（Kaposi sarcoma，KS）并非真正的肉瘤，而是一种淋巴上皮增生样病损，广泛认为是一种肿瘤。

患病率（估算）：少见。

主要好发年龄：11~40 岁。

性别差异：男性较女性多见。

发病机制：人疱疹病毒 -8（现更名为卡波西肉瘤相关疱疹病毒，Kaposi sarcoma associated herpesvirus，KSHV）是本病的致病病原体，几乎只感染免疫系统受损患者。

KS 最初发生于年长的以及地中海及中东地区起源的犹太人中（经典的卡波西肉瘤），在 KSHV 感染地区，免疫缺陷患者患病率较高。后续发生地方性的卡波西肉瘤出现在撒哈拉以南非洲地区的年轻人中，在这些地区，有 >50% 是受 KSHV 感染的，这种卡波西肉瘤的侵袭性更高。

器官移植相关的卡波西肉瘤常发生于本身有 KSHV 感染或移植了 KSHV 感染者的器官，存在 T 淋巴细胞抑制的患者。20 世纪 80 年代，卡波西肉瘤患者数量大幅度上升，此时，在男同性恋人群中，地方性卡波西肉瘤作为一种侵袭性疾病出现并逐渐成为获得性免疫缺陷综合征（acquired immune deficiency syndrome，AIDS）的一部分。AIDS 患者卡波西肉瘤的患病率是肾移植患者的 300 倍。卡波西肉瘤常见于性传播的 HIV 感染者。有约 20% 左右的男同性恋 AIDS 患者出现口腔卡波西肉瘤，但儿童 HIV 感染或 AIDS 患儿却很少出现卡波西肉瘤。

诊断特征

病 史

口腔：60% 的 HIV 感染者口腔卡波西肉瘤作为首发症状出现。

15%AIDS 相关卡波西肉瘤首发部位为口腔。病损常无临床症状，但超过 25% 的病损伴有疼痛，8% 的病损伴有出血，并常有口腔念珠菌感染伴随出现。

口外：卡波西肉瘤常累及头颈部的皮肤和黏膜，尤其是鼻黏膜。

临床特征

口腔：典型病损是红色、蓝色、紫色，偶为棕色、黑色斑（图 22.1），渐增大为结节，可能伴有溃疡。多种病损常同时出现。95% 的病损都见于腭部，23% 见于牙龈，亦可累及舌、颊部黏膜。

口外：常累及皮肤，胃肠道及呼吸道。

鉴别诊断：其他色素性病变，如血管瘤、紫癜、上皮样血管瘤病（抗生素引起的享氏罗卡利马体细菌感染）。

检 查

卡波西肉瘤的诊断需要综合临床表现和患者的危险因素，活体组织病检为诊断疾病的金标准。病检可见梭形细胞（图 22.2），瘤体细胞内可见 KSHV 潜伏－相关核抗原（latency-associated nuclear antigen，LANA），均可确定诊断（图 22.3）。在初始阶段，在血管裂隙出现类似肉芽组织，内皮细胞和成纤维细胞增殖。随着病损成熟，会更加成纤维细胞化，梭形细胞化，其特征之一为出现血管增生和裂隙状血管间隙。间隙中可见渗出红细胞及含铁血黄素沉积。临床病史采集后行 HIV 血清学检查以确定诊断。

治 疗

放射治疗，冷冻疗法、依托泊苷、长春碱全身或病灶内使用对口腔卡波西肉瘤治疗均有效。

HIV 病毒感染者，可使用抗反转录病毒治疗（anti-retroviral therapy，ART）。感染广泛波及或内部器官感染患者可使用 α 干扰素、脂质体蒽环类药物、紫杉醇等全身治疗。临床实验是测试抗 KSHV 病毒药物。

卡波西肉瘤常可在手术创口边缘复发，故临床上很少使用外科手术进行治疗。

预 后

HIV/AIDS 患者接受抗反转录病毒治疗后，生存率提高，卡波西肉瘤的发生率和病损严重程度也随之降低。但有报道显示，抗反转录病毒治疗后，卡波西肉瘤相关免疫可重新组建，病情复发时有发生［IRIS（信息库／数据集）］，第 60 章。

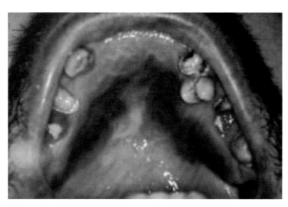

图 22.1 卡波西肉瘤

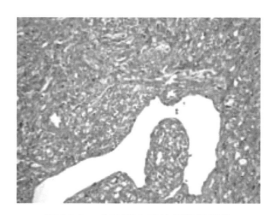

图 22.2 卡波西肉瘤的组织学切片

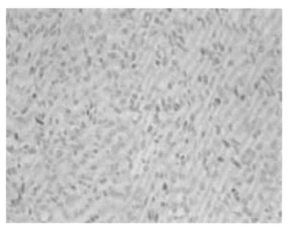

图 22.3 卡波西肉瘤相关疱疹病毒免疫染色组织

第23章 红色和紫色病损：口腔红斑病

菱缩性病损特征为上皮萎缩和（或）角化层形成不良，下方的血管固有层在临床上表现为红色。红斑较白斑发病率低，但在所有口腔病损中，恶变可能性最高。

口腔红斑病（增殖性红斑）

定义：口腔红斑病指"口腔黏膜上鲜红色天鹅绒样斑块，在临床和病理上不能诊断为其他疾病者"。红斑是有恶变可能的癌前病损；几乎所有病损都存在不典型增生细胞，重度异常增生（40%）或原位癌、癌（51%）。红斑中出现癌的概率是白斑的数倍。

患病率：少见。

好发年龄：老年人，>60岁。

好发性别：男性 > 女性。

发病机制：烟草、酒精、槟榔均与此病密切相关。

咀嚼烟草、缺乏蔬菜摄入对此病影响较大，但酒精摄入和蔬菜水果缺乏对此病影响更为明显。

诊断特征

病　史

口腔：常无症状。

临床特征

口腔：典型的红斑常为单发的红色天鹅绒样斑块，常平齐或略低于周缘黏膜，有时伴有白色斑点。极少多发或累及口腔以外的区域。红斑多见于软腭（图23.1），舌腹及口底（图23.2）次之。红斑触诊柔软，如发生恶变，质地可能变硬。鉴别诊断：炎症、萎缩性病损（例如：缺铁性贫血、地图舌、苔藓）、物理创伤、化学灼伤或黏膜炎。

诊　断

组织活检或病理学检查可明确诊断。红斑

常为"原位癌"，意为上皮全层的上皮异常增生（图23.3）。有时使用鳞状上皮内瘤样病变（squamous intraepithelial neoplasia，SIN）或鳞状上皮内病变（squamous intraepithelial lesions，SIL）等术语。当描述诸如上皮成熟与分化异常这些与癌变风险增加相关的特征时，统一使用组织学术语"口腔上皮异常增生"（表23.1）。

轻度异常增生（Ⅰ级）：基底层或副基底层细胞增生或增殖未超出上皮下1/3，并无明显恶变倾向。可见于非增殖性反应如溃疡边缘近愈合的上皮或炎症性病损，如念珠菌病。中度异常增生（Ⅱ级）：非典型性细胞增殖至上皮层中1/3。重度异常增生（Ⅲ级）：基底层细胞异常增殖至上皮浅表1/3。原位癌是最严重的上皮异常增生，上皮全层均出现细胞学和上皮结构的改变。

病理学家根据组织学特征，综合分析，将上皮异常增生主观地分为以下几种：

1. 不规则增生（细胞数量增加）特别是基底层细胞（基底层细胞增殖）

2. 上皮钉突呈滴状也是严重异常增生的特征之一。

3. 细胞极性消失，上皮层次紊乱。

4. 细胞核增大 - 核浆比例增加，细胞核浓染，细胞多形性。

5. 上皮上层出现有丝分裂，可见过多异常有丝分裂的细胞，如"Y"型分裂。

6. 在棘细胞层中出现个别细胞角化（不良角化或过早角化）。

7. 细胞黏着力下降，趋于分离，可出现棘层松解（恶性棘层松解）（表23.2）。

治　疗

异常增生病损可渐逆转，但恶变的风险随异常增生的程度增加而增加。因此，红斑病损应尽快手术切除，嘱患者戒除吸烟、喝酒及咀嚼槟榔等不良习惯，并应增加水果、蔬菜等在膳食中的比例。

预　后
必须长时间随诊。

表23.1　描述与癌变风险相关的口腔上皮细胞变化的组织学术语

上皮异常增生	鳞状上皮内瘤样病变（SIN）	鳞状上皮内病变（SIL）
上皮增生	—	单纯增生
轻度异常增生（Ⅰ级）	1	基底/基底旁细胞异常增殖
中度异常增生（Ⅱ级）	2	不典型增生
重度异常增生（Ⅲ级）	3	
原位癌		原位癌

表23.2　上皮细胞异常增生的细胞及结构特征

细胞学	结构
胞核大小及形态异常（大小不等及多形性）	极性消失
细胞大小及形态异常（大小不等及多形性）	上皮层次紊乱
核/浆比增加	包括原位癌从基底层至表层均改变
细胞及细胞核增大	胞核浓染
胞核浓染	基底层细胞增殖
有丝分裂相增加	异常角化（棘细胞层中出现不全角化及角化珠）
异常有丝分裂相（位置及形态异常）	上皮钉突呈滴状
核仁数量及大小异常	上皮钉突向下延伸（结节状）

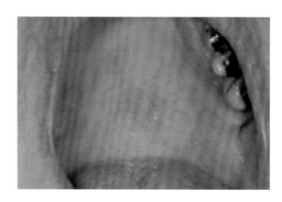

图23.1　红斑

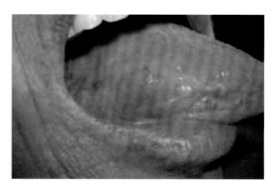

图23.2　红斑

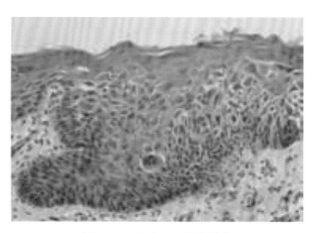

图23.3　红斑，示异常增生

引自Speght PM. Update on oral epithelial dysplasia and progression to cancer. Head and Neck Pathology, 2007, 1: 61–66.

第**24**章 红色和紫色病损：游走样红斑（舌游走样红斑，良性游走性舌炎，地图舌）

口腔游走样红斑与皮肤游走性红斑有明显差异，后者常指莱姆病初期出现在皮肤上的疹。

定义：口腔游走性红斑是一种良性非感染性的舌部炎症，表现为舌部大小、位置及形态多变的地图样红斑。

患病率（预估）：1%~3%。

好发年龄：成年人多于儿童。

好发性别：女 > 男。

发病机制：与遗传因素相关。

常有家族遗传性，但 HLA 研究结果尚不明确，可能于 B15、DR7、DRW6 和 CW6 相关。常伴有沟纹舌。

诊断特征

病　史

口内：常无明显症状或舌部疼痛感。进食食物，尤其是酸性食物（如番茄）常有刺激痛。其他食物也可能引起不适感，如辛辣、奶酪、茄子、核桃，柑橘等。

其他化学物质，如某些牙膏、漱口水、牙齿美白物等都可能引起不适。

任何年龄都可能发病，但患者有时患病多年后才出现症状，这点仍未明确。

口外：部分地图舌患者同时患有遗传性过敏症，如花粉症。

伴有以下疾病者更为少见：

- 脓疱型银屑病
- 莱特尔综合征
- 特应性皮炎
- 毛发红糠疹

临床特征

口腔：舌背乳头萎缩区域常发生移动。

红色病损区域呈地图样，大小、形态、位置均不固定，周缘丝状乳头增生变厚。表现为病损中央呈红色斑片微凹，周缘为黄色边界；或是呈圆形，有时为扇形淡红色病损，周缘发白（图 24.1，图 24.2）。病损可在几天或几小时内就出现形状、范围的改变。病损常见于舌背，发生于唇部或腭部黏膜较为罕见。

地图舌常伴随沟纹舌出现（图 24.3，图 24.4）。

鉴别诊断：口腔扁平苔藓，盘状红斑狼疮、口腔念珠菌病、银屑病、反应性关节炎（莱特尔综合征）或营养缺乏性舌炎。

本病一般无须严密观察。但如考虑其为营养缺乏性舌炎、糖尿病、莱特尔综合征、银屑病或其他疾病的伴随症状时，则应随诊。

活检/组织病理学检查无特征性表现。可见病损中心上皮变薄，多形核白细胞等炎性细胞浸润（图 24.5）。丝状乳头萎缩，真皮层常见少量炎性细胞浸润。棘细胞层上层中中性粒细胞散在或聚集成微脓肿（海绵状脓疱），此为特征性表现，但并不具有特异性，因这一现象也可见于银屑病（中性粒细胞形成 Munro 微脓肿）、莱特尔综合征、浆细胞性龈炎及念珠菌病。

由于念珠菌常使得上皮组织上层中出现海绵状脓疱，如病检出现此情况，应使用 PAS 染色或六胺银染色法来寻找念珠菌菌丝。在缺少临床病史采集及口外临床特征的情况下，地图舌及银屑病几乎无法鉴别诊断，因此认为地图舌是银屑病的一种顿挫型（非典型性或弱化形式）。

治　疗

药物：心理疏导是最为有效的治疗方法。使用 0.15% 盐酸苄达明喷雾或含漱，外用类固醇类药物均可缓解症状。部分医生建议使用锌剂或维生素 B，有时可起到治疗作用。

预　后

无危险性。一个部位的病损常可自愈，但其他位置的新发病损也较常见。

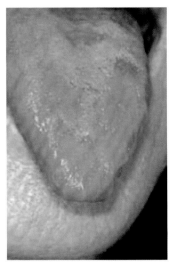

图 24.1　地图舌

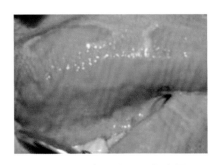

图 24.2　地图舌 – 红色边界

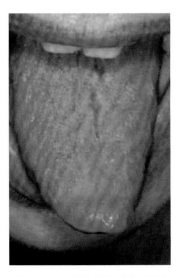

图 24.3　地图舌合并沟纹舌

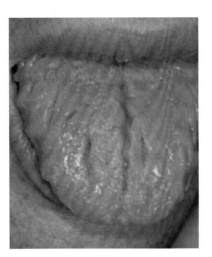

图 24.4　地图舌合并沟纹舌

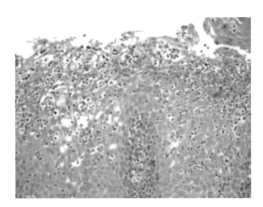

图 24.5　地图舌

第 **25** 章　肿胀：遗传性疾病，药物性肿胀

黏膜肿胀常见于遗传或反应性病损（创伤、炎症反应、血管性水肿），肉芽肿性病损，感染，肿瘤，沉着物（如淀粉样变），其他疾病，或对特殊药物的反应（表 25.1）。肿胀如与钙化物有关质地会变硬，如与赘生物或增生物相关则活动性降低，与肉芽肿相关则质地较软，如与血管性水肿、血管瘤、炎症性水肿或黏液囊肿相关，则为波动性。这些特征有助于鉴别诊断（图 25.1），肿胀亦可着色（表 25.2）。

遗传性牙龈纤维瘤病（HGF）

定义： 家族遗传性牙龈纤维瘤病。

患病率（预估） 少见，约 1/9000。

好发年龄： 儿童时始发病。

性别差异： 无明显性别差异。

发病机制： 染色体 2 或 5 异常，常染色体表达异常，使得基质金属蛋白酶表达改变，刺激成纤维细胞增生。

诊断特征

病　史

口腔：有家族史。可见明显广泛性无痛性的牙龈增生，乳牙脱落至建立恒牙列期间尤其明显。

口外：多毛症。

临床特征

口腔：牙龈明显增生，颜色正常，质地坚韧，病损初期光滑，渐变粗糙（图 25.5）。牙龈增生最初只累及龈乳头，后发展至附着龈，严重者可使牙齿移位或覆盖牙面，甚至可能突出口外。有时可能会与多生牙同时出现。

口外：可能与多毛症、癫痫、感音神经性耳聋及某些罕见综合征有关，如 Laband（伴骨骼异常）、Byars-Jurkiewicz（巨纤维腺瘤）、Rutherford（角膜营养不良）、Cowden（多发性错构瘤）及 Cross 综合征（低色素沉着 - 眼脑综合征）。

鉴别诊断： 药物引起的牙龈肿胀，幼年性透明性纤维瘤病及婴儿系统性透明变性病。

辅助检查： 诊断为临床性诊断。镜检见纤维组织明显增生或正常，上皮钉突伸长与药物相关的牙龈肿胀相同。牙龈结缔组织是由较厚的交错的胶原纤维构成，纤维交错紧密，形成无血管肿物，其间可见核缩小色暗的纤维细胞。还可见黏液物质及巨细胞。

治　疗

常使用手术治疗。

预　后

预后良好。常有复发。

C1 酯酶抑制剂缺乏（遗传性血管性水肿）

血管神经性水肿多由变态反应引起（奎英克水肿），在接触致敏原数小时至 3d 内，出现面部（眼周、下巴、唇部）、舌部、足、生殖器或躯干部无痛性肿胀，起病突然，病损局限，表面光滑。累及上呼吸道时可有窒息风险，危及生命，需要及时治疗。

遗传性血管性水肿（Hereditary angioedema, HAE）是一种常染色体显性遗传病，患病率约为 1/10 000，具有较大危险性。HAE 患者通常为 C1 酯酶抑制剂（C1-inhibitor, CI-INH）缺乏。

创伤因素（尤其是牙科治疗）、焦虑、经期、感染、体育锻炼、酒精、压力等都可能为 HAE 的诱发因素，但患者常无法找到确切的变应原。药物，如雌激素类，血管紧张素转换酶抑制剂、血管紧张素 II 受体 1 拮抗剂等均可成为本病的诱发因素。

C1-INH 控制变态反应系统，血管通透性增强因子介导激活接触系统，由此开始变态反应。C1-INH 是凝血因子Ⅻ（哈格曼因子）的主要抑制剂；激肽释放酶血管舒缓素是变态反应系统的一种蛋白酶，它可以分解激肽原，释放缓激肽。

C1-INH 分解后释放 C4 及 C1q。HAE 病情急剧加重时应静脉输注提纯的 C1 酯酶抑制剂浓缩液来缓解症状。

药物性牙龈增生

牙龈肿胀（有时称牙龈增生）是使用以下药物常见的副作用，此类药物包括乙内酰脲，如苯妥英钠，约 50% 服用者后出现牙龈增生；钙通道阻滞剂，钙拮抗剂，尤其是硝苯地平，约 25% 服用者出现；环孢素，发生率约为 25%。2- 丙戊酸钠及雌激素有时也可引起牙龈增生。

基因编码细胞 CTLA-4（毒性 T 淋巴细胞抗原 4）是一种影响 T 细胞活化的因子，它可以影响牙龈肿胀。牙龈增生程度与服药量、药物血清浓度、患者的年龄、性别无关。但口腔卫生状况不良会使肿胀情况加重。龈增生初始累及龈乳头，后出现在龈缘及附着龈（图 25.6）。唇、颊侧牙龈较及舌、腭侧常见。增生牙龈质韧色浅，活动性差，点彩明显，病情发展缓慢，常需数年。增生初期病损较为柔软，颜色较红。

治 疗

患者应积极控制菌斑，可使用 0.2% 氯己定含漱。可采用手术切除增生的牙龈组织。

预 后

预后良好。可能出现复发。但如极注意口腔卫生保持，或更换药物后复发可能性低。

表 25.1　口腔颌面部软组织肿胀病因

遗传	遗传性牙龈纤维瘤病	
	C1 酯酶抑制剂缺乏（遗传性血管性水肿）	
后天	液体聚集	过敏性血管性水肿、血肿、皮下气肿、外伤性水肿
	炎症	昆虫咬伤 / 叮咬、皮肤或口腔感染
	肉芽肿性疾病	克罗恩病（及口腔颌面部肉芽肿）、麻风病、梅洛氏综合征、结节病、肉芽肿性血管炎
	药物引起及其他过敏因素	义齿性龈增生、药物性龈增生、纤维状肿块、巨细胞病损、化脓性肉芽肿
	囊肿、错构瘤、肿瘤	血管瘤、淋巴管瘤、各种囊肿、各种肿瘤
	异物	任意异物
	内分泌、代谢物、沉淀物	肢端肥大症、黏液腺瘤、肾病综合征、系统性糖皮质激素治疗、淀粉样变

表 25.2　肿胀伴不同颜色

颜色	常见疾病
常规粉色	血管性水肿、药物引起的牙龈增生、缝龈瘤、家族性牙龈纤维瘤病、纤维瘤、纤维性肿块（图 25.2）、肉芽肿性疾病、肿瘤、乳头状瘤、疣
蓝色	血管瘤、萌出囊肿、巨细胞肉芽肿、卡波西肉瘤、黏液腺囊肿、舌下腺囊肿
黑色	黑色素瘤、痣
棕色	痣
紫色	血管瘤（图 25.3）、萌出囊肿、巨细胞肉芽肿、卡波西肉瘤、肉芽肿性疾病、化脓性肉芽肿（图 25.4）
白色	癌、乳头状瘤、疣状白斑、疣
黄色	结石、脂肪瘤、骨性病损（如隆突）、淋巴上皮囊肿

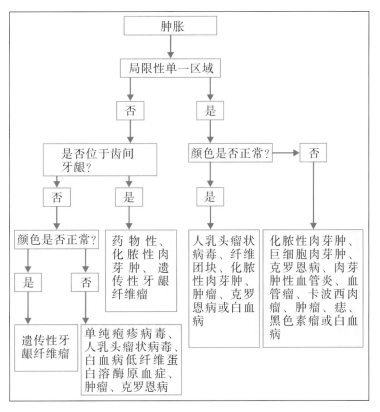

图 25.1　肿胀诊断

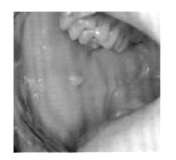

图 25.2　纤维瘤

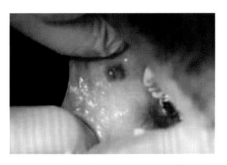

图 25.3　静脉畸形（海绵状血管瘤）

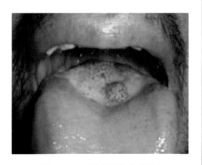

图 25.4　化脓性肉芽肿

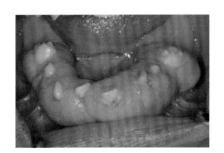

图 25.5　特发性牙龈纤维瘤病

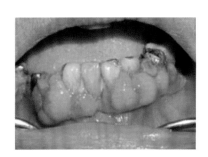

图 25.6　乙内酰脲类药物引起的牙龈增生

第26章 肿胀：感染，人乳头瘤病毒

人乳头瘤病毒（human papilloma virus，HPV）会随着与感染者在皮肤或黏膜上的接触可不断蔓延。病毒常通过亲密接触产生，通常在儿童时代感染，常表现为良性上皮增生（疣），无明显临床症状。典型性皮肤疣可持续几月后消失，也可持续数年。病毒感染持续可出现复发，尤其是免疫妥协人群，如 HIV/AIDS 感染者或器官移植术后患者。HPV 感染也可出现在口腔，常由口－口或口－生殖器接触传播。

HPV 病毒有超过 100 种亚型（图 26.1）。

1，2，3 亚型常致皮肤寻常疣：1 型感染常表现为足底及手掌的皮肤疣。

2 型致寻常疣，丝状疣，足底疣，马赛克跖疣。

3 型致"平板状"或扁平疣。

6 型及 11 型致生殖器疣。

70% 的宫颈癌由 HPV16 及 18 型感染所致，为"高危"型。患者患有其他性传播疾病时，HPV 的检出率更高。

口腔乳头状瘤比疣或尖锐湿疣更为常见。口内"疣"样病损表现多样，在临床上较难区分，未被分型。

乳头状瘤

定义：乳头状瘤是一种菜花样的良性上皮性肿瘤。

患病率（估计）：少见。

好发年龄：成人。

好发性别：无明显差异。

致病机制：HPV6 或 11 型病毒。好发于 HIV 感染者，在 ART 治疗后发病率上升。

诊断特征

临床特征

口腔：一般为直径小于 1cm 的白色或粉红色菜花样病损，可有蒂或无蒂。常出现在硬腭及软腭交界处，唇部（图 26.2），牙龈及舌部偶尔累及。

本病为良性病损，与咽部及肠乳头状瘤临床表现不同，后者有一定的恶变倾向。

鉴别诊断：其他疣状病损，纤维上皮息肉。

活检/组织病理学检查：病损核心为纤维血管，外周为棘皮样复层鳞状上皮（图 26.3）。上皮无明显结构不良，但常有细胞核改变－透明细胞，胞核推向细胞一侧（图 26.4），这与某些病毒感染表现相似。

治 疗

最佳治疗方案为手术切除，并且病检确定诊断。手术必须彻底切除，达到足够的深度、范围，以确保切除了包括蒂部在内的异常细胞。也可采用冷冻手术、脉冲染料激光及二氧化碳激光等治疗方法。

有时也使用水杨酸、咪喹莫特或局部使用鬼臼树脂漆，但这些药物有致畸性，或对脑、肾及心肌有毒性。

预 后
良好。

疣（瘊）

定义：瘊是一种常见的皮肤疣，尖锐湿疣是外生殖器疣（性病疣）。

患病率（预估）：少见。

好发年龄：瘊常见于手指上有疣的儿童的唇部，尖锐湿疣常见于性活跃成人的舌部及咽部。

好发性别：男女无明显差异。

致病机制：瘊常由 HPV2、4、40 或 57 型感染引起。尖锐湿疣常由 HPV6、11、16 或 18 型引起，具有强传染性，可通过皮肤－皮肤直接接触，如口腔、生殖器、肛门性交等感染。HPV7、72 或 73 型常见于 HIV 感染者。

诊断特征

临床特征

口腔：疣好发于唇部（图 26.5），尖锐湿疣常见于舌部及腭部，可表现为疣状丘疹或光滑表面。

鉴别诊断：其他疣，纤维上皮息肉。

组织病理学上的改变包括棘细胞、过角化上皮，有时还伴凹空细胞化。

治 疗

手术切除必须彻底，达到足够的深度、范围，以确保切除了蒂部以外的其他异常细胞。也可采用冷冻手术、脉冲染料激光及二氧化碳激光等治疗方法。

有时也使用水杨酸、局部使用鬼臼树脂漆、氟尿嘧啶、咪喹莫特或局部使用 α 干扰素。

预 后

良好。可有复发。

多灶性上皮增生（赫克病）

多灶性上皮增生是一种罕见的良性家族性疾病，病损常多发，质软，界清无蒂，结节状突起，高出于黏膜表面。常见于土著美国人，在格陵兰的因纽特人中，发病率可达 35%，但其他国家较少报道。

HPV-13 与 HPV-32 型为致病病毒，患者具遗传易感性。

在美国人原住民中，多灶性上皮增生常见于儿童，好发部位为下唇、颊部及舌。在因纽特人及白人中，好发年龄为 40 岁以上，好发部位为舌部及唇部。多灶性上皮增生的特征性病理表现是变宽、变长甚至是融合的上皮钉突。中间层上皮细胞可出现伪有丝分裂相。

此病为良性病损，无明显症状，随访即可。如创伤(增生)病损及病损以及长期存在的病损，影响美观及生理功能则考虑手术切除。

凹空细胞不典型增生

这是一个病理学名词，用来描述乳头瘤病毒相关的病损，有时见于 HIV 感染者。病损常为出现在舌部、颊部及唇部黏膜的白色病损，平齐或高出黏膜。HPV-6/11，HPV-16/18，或 31/33/51 型与其密切相关。预后不清，可有发育不良的特征性表现。

HPV 及口腔癌

HPV-16 常于口咽部癌症相关。现有 HPV 疫苗可用来防止生殖器感染及预防宫颈癌，但是否能预防口腔癌，仍为未知。

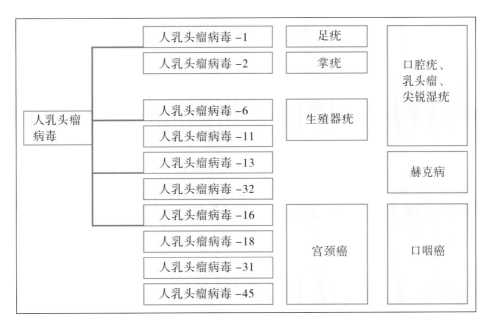

图 26.1　人乳头瘤病毒分型及已知相关疾病

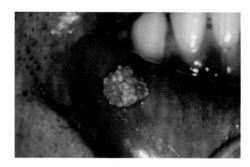

图 26.2　乳头状瘤

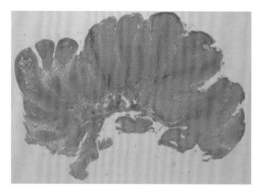

图 26.3　HPV 乳头状瘤

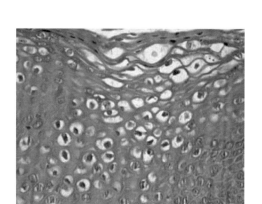

图 26.4　HPV 空细胞化

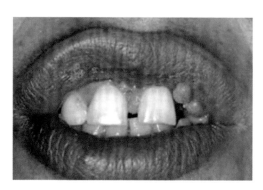

图 26.5　口腔疣

第27章 肿胀：肉芽肿性疾病

肉芽肿性疾病是巨噬细胞聚集伴淋巴细胞、巨细胞浸润、纤维化及坏死这一类病变的总称。初始因素是对抗原的机体反应。"肉芽肿"指炎性疾病或以肉芽瘤为特征的一类疾病。

在口腔内，主要有以下几种：

• 肉芽肿性反应，不明致敏原：如结节病，克罗恩病及口面部肉芽肿（orofacial granulomatosis，OFG）。

• 异物：如硅胶，唇部美容作为填充物。

• 感染：如结核和真菌感染。

韦氏肉芽肿病是一种肉芽肿性病变，伴有坏死性血管炎、中性粒细胞、嗜酸性粒细胞及淋巴细胞浸润。

在口腔病损中"肉芽肿"一词还用于肉芽肿化脓性肉芽肿、巨细胞性肉芽肿、根尖周肉芽肿等处，但这些并不完全合适，因为并未出现肉芽肿性反应。

结节病

临床表现为颈部淋巴结肿大，涎腺增大及口干。赫尔伏特综合征（涎腺、泪腺肿胀，面神经麻痹，葡萄膜炎）、黏膜结节、牙龈及唇部肿胀（图27.1a）较为罕见。病检（20%的小涎腺病检可见肉芽肿），胸部影像学检查，镓扫描，血清血管紧张素转换酶（serum angiotensin converting enzyme，SACE）及腺苷脱氨酶含量上升可确定诊断。如肺部或眼部出现症状，则应采用糖皮质激素局部或全身应用。

克罗恩病及口面部肉芽肿

是一种慢性炎症性肠道疾病，常累及回肠，但也可影响包括口腔在内的胃肠道各部分。（OFG与其表现相似但只影响口腔）

患病率（预估）：少见

好发年龄：从儿童时期开始；常见于10~30岁。

好发性别：男 > 女

致病机制：病因未知。犹太血统较常出现。好发年龄段呈双峰分布，20岁及50岁为高峰，有证据显示这可能与个体遗传易感性有关，对共生菌产生了不正常的黏膜T淋巴细胞反应。炎症反应由炎性因子，如肿瘤坏死因子（tumor necrosis factor，TNF）α 介导开始。*CARD15* 基因或副结核分枝杆菌感染与炎症反应关系密切。

OFG患者可出现相似的口腔病损，也可出现局限性病损，类似于克罗恩病的前驱症状。有时OFG病损发展可能与对某些食物添加剂的不良反应有关，如肉桂醛、酒石黄、苯甲酸盐、丁基羟基苯甲醚、酸十二酯（人造黄油）、薄荷脑（薄荷油）或钴。

诊断特征

病 史

口腔：面部和（或）唇部肿胀。

口外：克罗恩病可能出现腹部疼痛，持续腹泻，伴便血或黏液、贫血、体重减轻，以上症状均不会出现在OFG中。

临床特征：克罗恩病及OFG均可出现以下症状：

• 面部和（或）唇部肿胀（图27.1b）。此为单发症状时称米舍尔或肉芽肿性唇炎；梅-罗综合征患者唇部或面部症状与沟纹舌、面瘫（约30%患者可能出现）同时出现。

• 口角炎和（或）嘴唇干裂

• 溃疡

• 黏膜附属物和（或）结石（图27.2）

• 牙龈肿胀

伴有皮肤、眼或关节并发症的克罗恩病患者，口腔病损较为常见。

口外：腹部疼痛，持续腹泻，伴便血或黏液，贫血，体重减轻。

鉴别诊断：局部感染；血管性水肿；结节病；双唇综合征（儿童时期发病，表现为唇部肿胀、眼睑皮肤松弛症及甲状腺肿）。

血液检查包括血常规，白蛋白、钙、叶酸、铁、维生素 B_{12} 可排查营养吸收障碍。小肠的影像学检查（钡餐），乙状结肠镜检查，结肠镜检查及组织活检都可能排查胃肠道克罗恩病病损，但病损常散在分布，即使以上检查出现阴性结果仍不能完全排除患病可能。

口腔组织活检能帮助确定淋巴水肿及肉芽肿存在，但对于确定克罗恩病，排除 OFG 及结节病不能作为可靠依据。病损早期组织活检仅见水肿及血管周围淋巴细胞浸润。部分慢性病损组织无明显改变，部分病损出现淋巴细胞密集浸润，多形性及小的局灶性肉芽肿。最典型特征出现在真皮乳头内，部分区域可见明显水肿，纤维蛋白渗出及浅淋巴管扩张。其他区域可见片状慢性炎症细胞浸润（绝大多数为淋巴细胞，少数为浆细胞）。多数病理改变出现在病损的浅表位置，也有少数延伸致肌肉层。肉芽肿表现较为单一，边界不清，边缘未见明显淋巴细胞袖口或纤维组织（图 27.3），多核型巨细胞可散在分布或缺如。肉芽肿可胀大进入淋巴管，或在淋巴管内随意分布，导致淋巴管阻塞（肉芽肿性淋巴管炎），造成水肿，这也可能是肿胀的成因之一。

与饮食相关的 OFG 病损只能通过控制进食种类排查食物致敏原。皮肤实验可提示多种可能的反应物。结节病需要手术切除。

治 疗

克罗恩病需要就医治疗。继发症状应及时治疗。OFG 应要控制食物种类，不添加肉桂和（或）苯甲酸的食物。局部使用糖皮质激素可有效控制病情，如肿胀，有时需全身使用水杨酸偶氮磺胺吡啶及其他药物（氯法齐明、甲硝唑、酮替芬、英夫利昔单抗或沙利度胺）。某些患者需要手术切除病变结肠。

预 后

某些 OFG 患者有患系统性疾病可能，患病数月或数年后可能患克罗恩病。部分患者一直表现健康。部分有轻微症状。患者需要长期随访，及时排查系统性疾病。

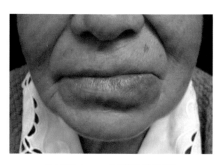

图 27.1a　肉芽肿性唇炎

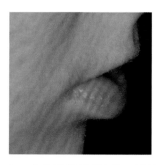

图 27.1b　肉芽肿性唇炎（梅－罗综合征）

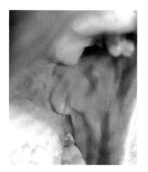

图 27.2　克罗恩病的鹅卵石样病损

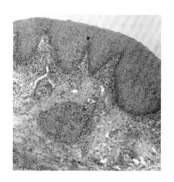

图 27.3　口面部肉芽肿

第28章 肿胀：反应性病损

义齿性增生（缝龈瘤）

定义：由过度伸展的义齿边缘引起的组织增生。

患病率（估计）：常见。

好发年龄：中年或老年患者。

好发性别：女＞男。

致病机制：义齿边缘刺激前庭沟处黏膜，导致溃疡，周缘黏膜会出现线状的黏膜修复过程。

此时，纤维上皮组织出现线状增生。此类病损（曾称为义齿性肉芽肿）与纤维上皮样息肉在结构上稍有差异。

诊断特征

病　史

口内：常为团块，无明显不适。

临床特征

口内：常因不良的下颌义齿造成，尤其是下前牙。典型症状是与牙槽嵴平行的粉色光滑的团块，有时在义齿边缘出现沟槽或溃疡（图28.1）。边缘坚硬的义齿周围病损可继续发展。

鉴别诊断：纤维状肿块及肿瘤。

治　疗

调改义齿边缘，观察2~3周，如病变未消除，建议手术切除并行病理学检查。

预　后

良好。

纤维上皮样息肉（纤维状肿块）

纤维状肿块应与真性纤维瘤（一种纤维细胞来源的良性肿瘤）进行区分，后者口腔内罕见（见下文）。

纤维状团块常见于口腔，成人多见，是一种对创伤或刺激的自然修复（如咬伤）。

纤维状肿块表现多样，红色有光泽质软的团块或苍白粗糙的质硬团块均可为其临床表现。

常为无痛、圆形、带蒂肿胀病损，高于龈缘或龈乳头（龈瘤）（图28.2），舌部，唇部黏膜（图28.3）或唇部（常位于咬合线处－可能由创伤引起）。典型病理学表现是，上皮不正常也不增生，上皮下组织可见成纤维细胞增生及胶原化区域，有时伴有炎症。病损团块由血管基质及成纤维细胞组成，成纤维细胞具有大的泡状核及突出的核仁（图28.4），如可见有丝分裂活动提示增生活跃。在非重要组织周围出现钙盐沉积，导致营养不良性钙化，或发生骨化生，这在纤维性龈瘤中较为常见。

纤维状肿块切除应达骨膜，达到彻底刮除。

纤维瘤

纤维瘤是一种良性肿瘤，组织来源为成纤维细胞，口腔罕见。纤维瘤是一种不断增大的新生物，带蒂，表面光滑，不伴溃疡，色粉，可见于颊黏膜，沿咬合线出现。鉴别诊断包括神经纤维瘤、周围性巨细胞肉芽肿，黏液腺囊肿及涎腺肿瘤。纤维瘤应整体切除，病检可见成纤维细胞增生，细胞核形态、大小、核着色特征性改变。可出现复发。

巨细胞性牙龈瘤（周围性巨细胞肉芽肿）

巨细胞性牙龈瘤可能由慢性刺激引起，造成黏骨膜的反应性增生及肉芽组织的过度增殖。好发年龄为30~60岁。女性患者略多于男性。典型病损呈深红色，病损迁延，颜色可能变浅，常在牙间隙见发生，前牙多于后牙，仅发生于恒磨牙之前的牙齿。

良性病损应手术切除。病理学可见病损部在病损部位与被覆上皮之间可见一处乏细胞区，如发生过炎症或溃疡此区域可能消失。在充满梭形细胞的基质中可见多核巨细胞。细胞常混合，难以辨别具体的细胞外形。通常体积较大，有 10~20 个细胞核。巨细胞性龈瘤中血管富集，血管间隙中可见多核型巨细胞。在病损中可见大量的含铁血黄素。多见有丝分裂活动，但与病损的临床特征无关。常可见骨化生，有时呈红色。巨细胞性龈瘤常有复发。

化脓性肉芽肿

化脓性肉芽肿常累及牙龈（图 28.5），唇部及舌部。病损常由慢性刺激引起，器官移植者更易患此病。此病有特征性临床表现，与周围性巨细胞肉芽肿及周围性骨化纤维瘤相似。组织学检查可见许多吻合的血管，血管上皮细胞核较大（图 28.6）。血管呈簇或髓样分布，部分学者认为这是毛细血管瘤的息肉样表现型，或炎症性的小叶血管瘤。基质是水肿的，长期病损基质则会发生纤维化。基质中散在分布急性及慢性炎症细胞，早期病损中，中性粒细胞

更为多见。

病损应进行手术切除，切除不当则有复发可能。

妊娠性龈瘤是一种化脓性肉芽肿，在孕期，对口腔内菌斑的炎症反应使其加速生长（患病率 1%）。应注意改善口腔卫生。多数患者在分娩后病情自行缓解。如妊娠期龈瘤出现创伤或非常影响美观，可行手术切除。

外周骨化性纤维瘤

牙龈为炎性纤维增生的好发部位，临床表现与化脓性肉芽肿，外周性巨细胞肉芽肿和外周骨化性纤维瘤（POF）相似，后者是对创伤及局部刺激的反应性增生，不应看作是中央骨化性纤维瘤的相似病损，后者更具侵袭性。POF 仅见于牙龈，镜下可见纤维基质内骨样、牙骨质样钙化物，基质由梭形细胞构成，其来源可能为牙周膜韧带。牙龈炎症及血管增生区域常与化脓性肉芽肿相似。只有见到营养不良性钙化及炎症，才能诊断为牙龈炎性增生。治疗采用手术切除，可出现复发。

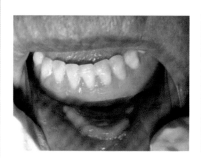

图 28.1　义齿性增生

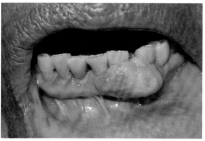

图 28.2　炎性纤维性龈瘤

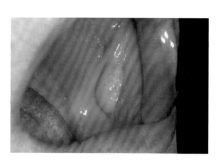

图 28.3　纤维状肿块

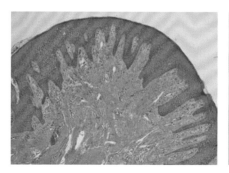

图 28.4　纤维性增生

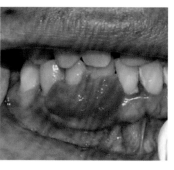

图 28.5　化脓性肉芽肿

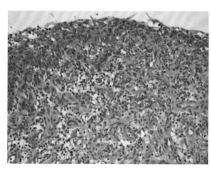

图 28.6　化脓性肉芽肿病理表现

第29章 肿胀：肿瘤，口腔鳞状细胞癌

定义：口腔鳞状细胞癌（oral squamous cell carcinoma，OSCC）是一种恶性肿瘤，来源于鳞状上皮。

患病率（估计）：在全世界肿瘤发病率中排名第八。

法国北部、东欧、美国南部、东南亚地区发病率较高。很多国家发病率逐年升高。

好发年龄：中老年好发，年轻患者患病，危险性较高。

好发性别：男 > 女。

致病机制：危险因素包括烟草及酒精（图29.1）。大量吸烟及酗酒起协同作用。咀嚼槟榔、辐射及感染也与疾病关系密切，年龄、性别、免疫能力及膳食，尤其是蔬菜水果摄入量低，都与此病相关（图29.2）。感染，如念珠菌、梅毒与此病相关，人乳头瘤状病毒（HPV，主要为HPV–16型）与口咽部肿瘤密切相关。

DNA突变影响基因，尤其是癌基因（如表皮生长因子，epidermal growth factor receptor，EGFR）过度活跃可能使得细胞增殖。相反，肿瘤抑制基因（tumor suppressor gene，TSG）突变或删除将抑制TSG活化，如p16（增长控制点）和p53（修复有恶变可能的细胞或促使其凋亡）。细胞由此出现增殖且不受控制（自主地），形成肿瘤。肿瘤浸润，突破基底膜，最终可向淋巴结、骨、脑、肝脏及其他位置转移。

肝致癌物代谢酶受到降解致癌物的保护。DNA修复酶可以修复突变。

第二原发肿瘤有25%在3年后被检出，如继续吸烟则有40%患者出现。

具有恶变倾向的疾病包括：

- 红斑
- 白斑
- 扁平苔藓
- 口腔黏膜下纤维化
- 免疫抑制
- 三期梅毒
- 慢性盘状红斑狼疮
- 先天性角化不良
- 帕特森 – 凯利综合征（缺铁性吞咽困难）

诊断特征

病　史

口腔：发病到临床诊断常有6个月左右的延迟，疼痛不是早期临床特征。

临床特征

口腔：持续3周以上的孤立肿块、溃疡、白色或红色病损，或无愈合倾向病损，麻木，难以解释的牙齿松动，除可诊断为其他疾病，均应考虑OSCC可能（图29.3a~c）。

唇癌常见于下唇唇缘；口内肿瘤常发生于舌侧缘后份或口底。

同步和异时第二原发肿瘤（second primary tumors，SPTs）可发生于口内任意位置。

口外：可触及颈部淋巴结肿大。SPTs可在上消化道出现（咽、喉、食道）。

鉴别诊断：唇癌与唇疱疹，角化棘皮瘤及基底细胞癌进行鉴别诊断。口内肿瘤与口疮，其他肿瘤及慢性炎症相区别。

明确诊断，肿瘤发展速度，颈部淋巴结是否累及，是否有其他原发肿瘤，有无转移都很重要。使用影像学、内窥镜及组织活检排查SPTs。

推荐进行口腔病损的活检 / 组织病理学检查（图29.4）。高分化鳞癌皮下组织内可见浸润的上皮岛及异常角化。上皮岛内形成的角蛋白产生螺旋及上皮珠，而不是从表面脱落。中度分化鳞癌，上皮岛较小，有丝分裂较多，细

胞核深染，未见明显角化。低分化鳞癌细胞多形性明显，胞核较大，多核细胞及异常核分裂象常见。

现有影像学技术在（连续）CT、MRI、FDG-PET（正电子层析成像扫描，positron emission tomography，PET）可以帮助发现残留及现存局限性疾病。

治 疗

OSCC 常使用 TNM（厚发肿瘤：Tumor，淋巴结：Node，远处转移：Metastasis）系统进行分级（表 29.1）。

治疗方法需要取得治疗的良性结果及不良反应间平衡。通常采用手术治疗，有时放疗和化疗可作为辅助治疗手段（图 29.5）。

在肿瘤组织再向外 2cm 是理想的手术边界，保证切除瘤体及周围有恶变潜能的组织。使用游离组织(有自己的动脉血供、静脉回流的组织)修复切除部分组织缺陷。如出现转移，80% 会在颈部淋巴结，手术中应选择性切除（淋巴结清扫术）。

放射治疗（radiotherapy，RT）作为早期及局限性 OSCC 病灶的治疗手段单独使用，更多时候与手术和（或）频繁化疗一起使用。理想的放疗在提高治疗效果的同时，还需降低毒性反应(黏膜炎、口干、牙关紧闭、放射性骨坏死)。放疗包括增强放疗（intensity modulated radio therapy，IMRT），影像引导的放射治疗（image guided radiation therapy，IGRT）及同期化放疗（concomitant chemo-radiotherapy，CT-RT）。

紫杉烷类、铂（顺铂）和 5- 氟尿嘧啶是化疗经典用药，如可加入西妥昔单抗（抗 EGFR），能帮助提高生存质量。

肿瘤患者必须嘱其戒烟、酒、咀嚼槟榔习惯，建议多吃蔬菜水果。

预 后

早期、高分化且无转移的 OSCC 预后最佳，但要考虑肿瘤大小、切除程度、淋巴结等因素。口内肿瘤 Ⅳ 期肿瘤比例较高，故 5 年生存率为 30%~50%。下唇癌临床上易发现，故 5 年生存率可达 70%。

表 29.1 恶性肿瘤的 TNM 分级

原发肿瘤大小（T）	
Tx	原发肿瘤的情况无法评估
T0	没有证据说明存在原发肿瘤
Tis	早期肿瘤没有播散至相邻组织
	T1 直径 2cm 以内
T1~4	T2，2~4cm；T3>4cm；T4>4cm，侵犯临近组织
侵犯区域性淋巴结（N）	
Nx	区域淋巴结情况无法评估
N0	没有区域淋巴结受累
N1	只有附近的少数淋巴结受到累及 <3cm
N2a	单个单侧受累淋巴结 3~6cm
N2b	多个单侧受累淋巴结 <6cm
N2c	双侧或对侧淋巴结 <6cm
N3	任意淋巴结 >6cm
远处转移（M）	
Mx	远处转移情况无法评估
M0	没有远处转移
M1	有远处转移

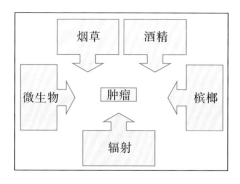

图 29.1　OSCC 危险因素

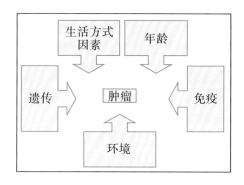

图 29.2　OSCC 发病机制

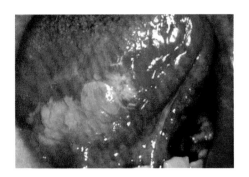

图 29.3a　鳞状细胞癌

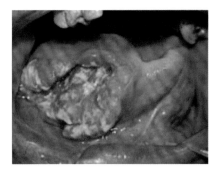

图 29.3b　鳞状细胞癌

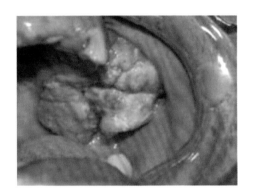

图 29.3c　鳞状细胞癌

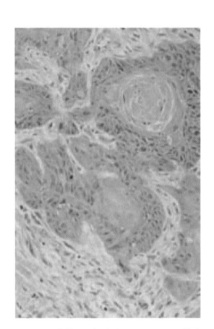

图 29.4　鳞状细胞癌病理（组织）学表现

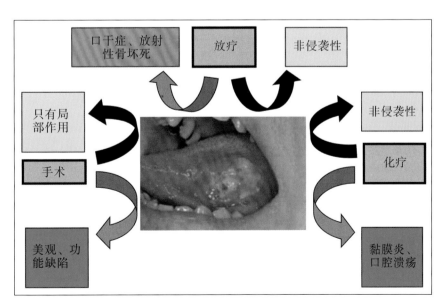

图 29.5　OSCC 治疗，引自 J Bagán，C Scully. Elsevier

第30章 肿胀: 恶性肿瘤、淋巴瘤、转移性肿瘤

淋巴瘤

定义: 淋巴细胞来源的恶性肿瘤。WHO（2001，2008 年更新）基于欧洲 – 美国淋巴瘤分类修订版（Revised European-American Lymphoma classification，REAL），将淋巴瘤根据细胞类型分为 3 类常见组（自然杀伤细胞: NK、T 细胞、B 细胞）和少见组，如霍奇金淋巴瘤（Hodgkin lymphoma HL）。

患病率（估计）: 少见，随着 HIV 感染增加，患病率增加。

好发年龄: 青年人。非洲伯基特淋巴瘤好发于儿童，年龄 <12~13 岁。

好发性别: 男 > 女。

致病机制: 累及口腔的淋巴瘤常为 B 细胞淋巴瘤。非霍奇金淋巴瘤（Non-Hodgkin lymphoma，NHL）则常见于免疫抑制 /HIV 感染，自身免疫疾病的患者，常于 EB 病毒（Epstein-Barr virus；人疱疹病毒 –4）有关。浆母细胞型淋巴瘤（多形性免疫母细胞性 B 淋巴细胞增生性疾病）与非洲伯基特淋巴瘤（African Burkitt lymphoma，BL）相似，都与 HIV 感染关系密切，可能与 EBV 病毒相关。

HL 常好发于男性，可有家族史、EBV 感染史，少见 HIV 感染史或长期生长激素服用史。

T 细胞 /NK 血管中心性淋巴瘤（致死性中线性肉芽肿）与 EBV 感染有关，T 细胞淋巴瘤有时与 HTLV–1 感染相关。器官移植后可能出现淋巴细胞增生性疾病。

诊断特征

病　史

口腔: 肿块、溃疡或松动牙

口外: 盗汗、疲劳，体重减轻，皮疹，瘙痒、淋巴结无痛性增大、饮酒后疼痛，背痛。

临床特征

2%~10% 淋巴瘤患者的首发症状在口腔出现，这些肿瘤 80% 由滤泡中心细胞及后滤泡细胞构成。常累及咽部及上腭，有时也出现在舌部、牙龈及唇部；可能表现为肿胀，有时出现溃疡，引起疼痛或感觉异常。

口腔: HL 少见，表现为肿大质韧的淋巴结，常位于颈部，有发热、皮肤瘙痒、体重减轻、盗汗，病情进展可出现肝脾大。NHL 较前者更为常见，临床表现相似，但可能侵犯淋巴结外部位，表现为包块（图 30.1）或表现为咽喉、上腭或上颌牙龈无愈合倾向的无痛性溃疡（图 30.2）；或骨性沉积，导致疼痛、麻木、肿胀、牙齿松动或病理性骨折。多形性免疫母细胞性 B 淋巴细胞增生性疾病临床表现为咽喉部或牙龈的弥漫性肿块或结节。

非洲 BL 表现为颌骨的明显膨胀，向口内破溃，引起疼痛、感觉异常、牙齿松动加重。在下颌第三磨牙区可出现散在透射影，破坏骨硬板，牙周膜间隙或牙齿间隙增宽，使得牙齿呈"漂浮状"，这是本病的影像学特征，牙周病影像表现可能混淆，值得学习和重视。

口外: 发热、皮肤瘙痒、体重减轻、盗汗，病情加重可能出现肝脾大。常伴有感染及其他肿瘤。

鉴别诊断: 反应性淋巴母细胞病变累及淋巴结（如单核细胞增多症），白血病（图 30.4）及感染（如菊池淋巴结炎）。

PET CT 平扫及镓扫描用于排查较小的病损（图 30.3a~d）。必须行活检 /组织病理学检查。组织病理学检测及免疫化学检验可确定淋巴瘤分型，以此决定恰当的治疗方法，并判断预后。临床上某些类型侵袭性不强，患者可带瘤生存，但某些类型侵袭性较强。血液检查可帮助评估

主要器官的功能，红细胞沉降率（ESR）有助于判断预后。

分型（安阿伯分类）。

Ⅰ期：累及一处淋巴区域（Ⅰ）或单淋巴结外部位（Ⅰe）。

Ⅱ期：累及在横膈膜一侧的2~3个淋巴区域（Ⅱ），或一个淋巴区域和相邻的淋巴结外部位（Ⅱe）。

Ⅲ期：累及横膈膜两侧淋巴区域，常包括脾脏（Ⅲs）和（或）局限的相邻淋巴结外部位或器官（Ⅲe，Ⅲes）。

Ⅳ期：累及一个或多个淋巴结外器官，弥散性病损。

如无全身症状，在分期上加"A"，如出现全身症状，加"B"。出现多个淋巴结外邻近器官侵犯，但分型未加重，加"E"。

治 疗

放疗、化疗一般用于早期HL（ⅠA或ⅡA）治疗。较晚期病变（Ⅲ，ⅣA，ⅣB）仅使用联合化疗。

NHL一般采用联合放疗或联合化疗，单克隆抗体，免疫疗法及造血干细胞移植等。

预 后

HL的5年生存率为90%；NHL的5年生存率<50%。

转移癌

口腔转移癌较少见，仅占口腔肿瘤的1%，常出现在骨组织，尤其是下颌前磨牙、磨牙或髁状突。原发肿瘤来源于乳腺、肺、肾、甲状腺、胃、肝、结肠、骨或前列腺。肿瘤栓子通过血行或淋巴结进行远处转移。

转移灶常表现为颌骨病损，有时通过影像学检查偶然发现，有时出现临床症状。约有1/3患者出现在颌骨的症状为肿瘤的首发症状。转移癌常无明显症状，但可伴以下不适感：

• 疼痛
• 感觉异常或感觉减退
• 肿胀（图30.5a）
• 牙齿松动
• 拔牙创不愈合
• 病理性骨折
• 影像学的透射或阻射

病史、临床特征、影像学检查、组织病理活检可确定诊断（图30.5b）。

治疗方法为放射治疗、手术或化疗。

预后差，发现转移灶几月后患者死亡。

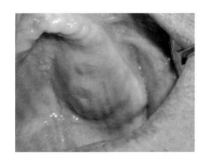

图 30.1 淋巴瘤

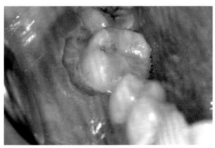

图 30.2 淋巴瘤

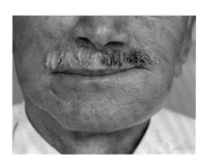

图 30.3a 非霍奇金淋巴瘤

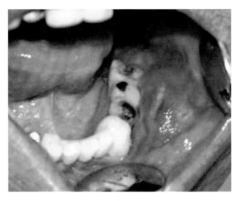

图 30.3b　非霍奇金淋巴瘤（与图 a 为同一患者）

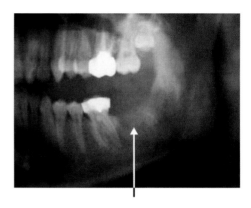

图 30.3c　非霍奇金淋巴瘤（与图 a 为同一患者）

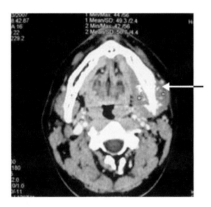

图 30.3d　非霍奇金淋巴瘤（与图 a 为同一患者）

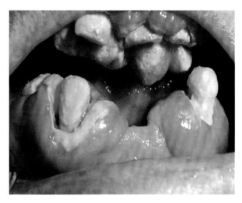

图 30.4　慢性骨髓单核细胞性白血病

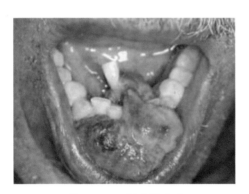

图 30.5a　肾癌转移癌

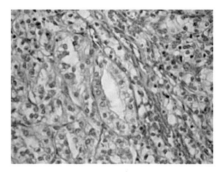

图 30.5b　肾癌转移癌（与图 a 为同一患者）

第31章 溃疡和糜烂：局部因素、药物性溃疡

各种感染及其他系统疾病均可导致口腔溃疡，尤其是血液、消化道及皮肤疾病。恶性肿瘤初期可表现为肿胀或肿块，也可表现为溃疡。口腔溃疡来自创伤、灼伤、阿弗他等，有时由药物引起。

许多病因均可引起溃疡，如全身性的、恶性肿瘤、局部的、阿弗他性、药物（图31.1、表31.1）。

溃疡数量，形态、大小、部位、基底、是否伴有红斑、边界及疼痛等特征均有助于诊断。单个溃疡，尤其是持续3周或以上未愈合，常考虑慢性疾病可能，如恶性疾病或严重感染（结核感染或真菌感染）。

局部因素

局部因素引起的口腔溃疡较常见。典型病史为明显病因引起的单个溃疡，病程较短（5~10d）。创伤常导致溃疡，尤其是咬合平面的舌侧缘、唇部及颊黏膜（图31.2）。儿童或认知障碍者局麻下由于感觉麻痹，常可能无意识咬伤颊部、下唇或舌部。正畸矫治器或更常见的义齿（尤其是新义齿）使用不当可导致创伤性溃疡，而且腭裂患者使用不便。新生儿的李-弗氏溃疡常因新萌出的下前牙划伤舌系带导致。其他年龄出现舌系带溃疡可能是咳嗽或舔阴行为。口交可能导致上腭的紫癜或溃疡。其他病因也应谨记，虐待儿童可导致溃疡，尤其是上唇系带的溃疡。

有精神问题的患者可有自虐行为（图31.3）、学习或感觉障碍或自毁综合征。慢性创伤可造成病损清晰的溃疡面，周围常出现白色角化的边界（图31.4）；鉴别诊断包括肿瘤、扁平苔藓及盘状红斑狼疮。

热灼伤，尤其是出现在舌部及上腭（如"比萨灼伤"：现多用来描述微波炉加热后食物造成的口内创伤），也可见于化学性灼伤和放射性口炎等。

局部创伤引起的溃疡，如刺激因素去除，7~14d可愈合。良好的口腔卫生，热盐水漱口，0.2%水葡萄糖酸氯己定含漱均可帮助溃疡愈合。含漱0.1%苄达明可帮助缓解疼痛。有时，使用塑料护具等机械防护措施能有效预防自身导致的创伤。患者应自查溃疡是否在3周内愈合。如溃疡持续时间大于2~3周，患者应引起注意，及时就医，进一步观察，考虑组织病检。

嗜酸性溃疡（创伤性嗜酸性肉芽肿；创伤性溃疡性肉芽肿性疾病）

嗜酸性溃疡较为少见，多为自限性，好发部位为舌部，好发年龄为儿童或老年人。病因不清，可能与创伤因素有关，药物反应及过敏反应也有可能。组织病理学特征为广泛的炎性细胞浸润，黏膜下层出现较多的嗜酸性粒细胞，这与CD30阳性T淋巴细胞增生性疾病的组织学特征相似。外周血嗜酸性粒细胞计数正常。治疗方法为保守切除或切除治疗。

药物性溃疡（药物性口炎）

许多种类药物均可机会性导致口腔溃疡，后果不尽相同。有些还可同时出现皮肤及其他黏膜病损。

常见药物包括：
- 抗心绞痛药物，如尼可地尔（图31.5）
- 抗生素（甲硝唑、青霉素、红霉素、四环素）
- 抗惊厥药（氯硝西泮、乙内酰脲、拉莫三嗪）
- 抗抑郁药（丙咪嗪、氟西汀）
- 抗高血压药物（卡托普利、依那普利、普

萘洛尔）

- 抗炎药如非甾体类抗炎药（阿司匹林、布洛芬、吲哚美辛、萘普生）
- 抗疟药（氯喹）
- 化疗中的抗有丝分裂药（图31.6）（顺铂、甲氨蝶呤、环孢素、阿霉素、长春新碱）
- 抗反转录病毒药物（利托那韦、沙奎那韦、齐多夫定）
- mTOR 抑制剂如西罗莫司（MTOR 相关口炎）

口腔内使用可卡因等腐蚀性药剂可引起糜烂或溃疡。化学灼伤可引起黏膜白色脱落样病损，如口内使用漱口水或颊黏膜局部使用药物等。药物引起的苔藓样反应可能解释与全身疾病如糖尿病、高血压（Grinspan 综合征）相关的口腔扁平苔藓（第 39 章）。多形性红斑和中毒性表皮坏死松解症（第 36 章）也可由药物引起。类天疱疮可由青霉胺、呋塞米引起。天疱疮可由卡托普利及其他药物（巯丙酰甘氨酸、青霉胺、青霉素、吡罗昔康、吡硫醇、利福平、

表 31.1　口腔溃疡成因（按字母顺序排列）

全身因素		恶性	局部因素	阿弗他性	药物及其他
血液	贫血、铁缺乏、低纤维蛋白溶酶原血症、中性白细胞减少症、骨髓纤维化、白血病、骨髓增生异常综合征/多发性骨髓瘤/巨细胞动脉炎、结节性动脉外膜炎	癌及其他恶性肿瘤、朗格汉斯细胞组织细胞增多症、韦氏肉芽肿病（肉芽肿伴发血管炎）	灼伤（化学、电、温度、辐射）、创伤（可能是人为的）	复发性阿弗他溃疡、阿弗他样溃疡，包括白塞综合征、MAGIC 综合征、Sweet 综合征、急性儿童发热性疾病（PFAPA：周期性发热、阿弗他、咽炎、淋巴腺炎）	药物：细胞毒性药物，非甾体类抗炎药、尼可地尔、mTOR 抑制剂及其他药物 其他疾病：血管淋巴样增生伴嗜酸性粒细胞增多、高嗜酸性粒细胞综合征、坏死性涎腺化生
感染	曲霉菌病/非典型分枝杆菌、芽生菌病、球孢子菌病、巨细胞病毒感染、革兰阴性菌感染、手足口病、疱疹性咽峡炎、单纯疱疹、组织胞浆菌病、HIV 感染、传染性单核细胞增多/利什曼病、瘤型麻风/毛/副球孢子菌病、土拉菌病、水痘-带状疱疹、坏死性溃疡性龈炎、梅毒、结核				
消化道	乳糜泻、克罗恩病、口面部肉芽肿病				
皮肤及结缔组织病	溃疡性结肠炎、疱疹样皮炎、大疱性表皮松解症、获得性大疱性表皮松解症、慢性溃疡性口腔炎		移植物抗宿主疾病、多形性红斑（史-约综合征、中毒性表皮坏死松解症）、扁平苔藓、线状 IgA 病	类天疱疮、天疱疮、费尔蒂综合征、盘状红斑狼疮、混合型结缔组织病、莱特尔综合征	

5- 硫吡哆醇、硫普罗宁）引起。

药物摄入史及停药后病情好转情况可帮助诊断疾病。皮肤斑贴试验使用价值较差。

药物引起的溃疡，如找到并停用致病药物，可在 10~14d 愈合。可使用外用卞达明及洗必泰等对症治疗。

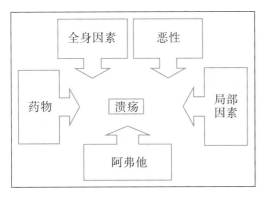

图 31.1 溃疡成因

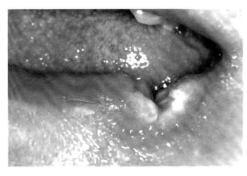

图 31.2 自我咬伤唇部引起溃疡

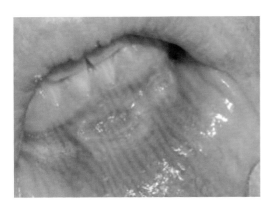

图 31.3 创伤性溃疡

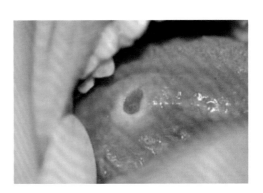

图 31.4 慢性创伤性溃疡

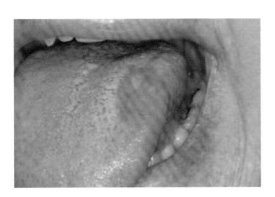

图 31.5 尼可地尔引起的溃疡

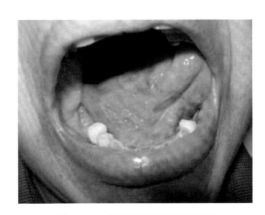

图 31.6 甲氨蝶呤引起的溃疡

第32章　溃疡和糜烂：阿弗他溃疡

定义：阿弗他溃疡是一种复发性的口腔溃疡，常始于儿童时期，随年龄逐渐加重，与全身疾病无关。

患病率（预估）：25%~60%。

好发年龄：儿童及青年人。

好发性别：女 > 男。

发病机制：可有家族史，人类白细胞抗原（HLA）关联性较弱，可有遗传倾向。对不明抗原产生免疫反应，造成免疫失调从而引起本病的可能性不大。可能是微生物，如口腔黏膜及血链球菌或其 L 型或热休克蛋白的交叉反应抗原反应导致的。细胞介导的免疫机制与发病相关：发病初期 Th 细胞占主导地位，并有少量自然杀伤细胞。细胞毒性细胞随后产生，并出现抗体依赖性细胞的细胞毒性反应（图 32.1）。

致病因素包括压力、创伤、各种坚果、巧克力、薯片及戒烟。少数患者（10%~20%）就诊时有潜在营养缺乏，如血清铁或铁蛋白含量较低，或维生素 B 缺乏（如叶酸或维生素 B_{12}）。部分女性患者 RAS（复发性阿弗他口炎）发病情况与孕激素水平直接相关，在月经期的黄体期激素水平下降，在孕期激素水平上升。

类似于阿弗他样的溃疡（类阿弗他溃疡）可见于其他情况（33 章）。

诊断特征

病　史

口腔：阿弗他溃疡起初为针刺或烧灼样疼痛，后此处逐渐形成红色点状病损，后成为溃疡。

口外：无病损（根据定义）。

临床特征

口腔：典型阿弗他症状：
- 始于儿童时期或青年
- 多个病损
- 卵形或圆形
- 可有复发
- 病损底部黄色凹陷
- 红色炎性圆环，易于分辨

阿弗他临床表现多样。轻型阿弗他溃疡（Mikulicz 口疮）（图 32.2）表现为：
- 小，直径 2~4mm
- 病程 7~10d
- 牙龈、上腭及舌背少见
- 愈合后无明显瘢痕
- 大多数患者一次发病，病损不会多于 6 个

重型口疮（Sutton 溃疡）较少见，较轻型口疮病损更大，病程更长，可累及口腔各处，包括软腭及舌背（图 32.3），也称复发性坏死性黏膜腺周炎（periadenitis mucosa necrotica recurrens，PMNR）。
- 直径可超过 1cm
- 常见于上腭，咽喉及唇部
- 病程可能持续月余
- 愈合后可能留有瘢痕
- 一次发病，溃疡数常小于 6 个

疱疹样溃疡临床表现与疱疹性口炎相似。（图 32.4）：
- 最初表现为多处针尖大小口疮
- 逐渐增大融合，溃疡不规则
- 可发生在口腔各处，舌腹部多见（图 32.5）

口外：如发生口外症状说明诊断不正确。

鉴别诊断：类口疮样溃疡。

检查：无须进行诊断性实验。为排除可鉴别病因，进行血液检查：
- 全血细胞计数
- 血红蛋白测定
- 白细胞计数及分型
- 红细胞指数

•铁

•红细胞叶酸水平

•血清维生素 B_{12} 水平检测

•血清抗组织转谷氨酰胺酶抗体。

活检少见，常用来明确病损性质，排除癌样单个溃疡及天疱疮始发阶段的口疮样溃疡。组织病理可见溃疡由纤维性渗出物覆盖，其下层见肉芽组织内中性粒细胞浸润，毛细血管扩张水肿，深层见成纤维细胞修复反应。

治 疗

治疗目的是：

•减轻疼痛

•缩短溃疡愈合时间

•延长溃疡复发间隔期

可能提示全身疾病以及需要专科会诊的临床特征（图 32.6），包括：

全身疾病可能性（如白塞病或 HIV），口外表现有：

　•生殖器、皮肤、眼部病损

　•消化道症状（如：疼痛、大便习惯改变、便血）

　•体重减轻

　•虚弱

　•慢性咳嗽

　•发热

　•淋巴结肿大

　•肝大

　•脾大

不典型症状包括：

　•年龄较大时出现溃疡

•溃疡逐渐加重

•严重的口疮

•局部使用氢化可的松或氟羟强的松龙（曲安西龙）无效的口疮

出现其他口腔病损，尤其是：

　•念珠菌病（包括口角炎）

　•舌炎

　•紫癜或牙龈出血

　•牙龈肿胀

　•坏死性龈炎

　•疱疹样病损

　•毛状白斑

　•卡波西肉瘤

应纠正易感因素。如某种食物与溃疡发作相关，应不吃这种食物。应保持好的口腔卫生；洗必泰或三氯生的漱口水能帮助维持口腔卫生，缩短溃疡愈合时间。局部使用米诺环素、多西环素及其他四环素类漱口水均有帮助。

羧甲基纤维素糊剂内加入氢化可的松琥珀酸半酯颗粒或曲安奈德可减轻溃疡疼痛，促进愈合。如效果不明显，应使用更强效的局部药物，糖皮质激素（如倍氯米松、倍他米松、氯倍他索，氟替卡松，莫米松）或必要时全身使用糖皮质激素（如泼尼松）。还有多种治疗手段，如甘珀酸、氨苯砜、色甘酸、左旋咪唑、秋水仙碱、己酮可可碱，沙利度胺，生物制剂。总而言之，有效性尚不清楚，不良反应较大。局部使用他克莫司有效，但缺少随机对照试验。

预 后

自然病程有时病情随年龄缓解。

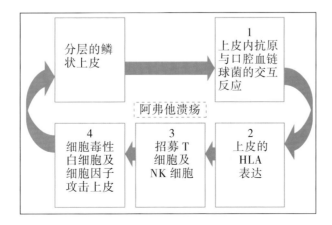

图 32.1　阿弗他溃疡发病机制

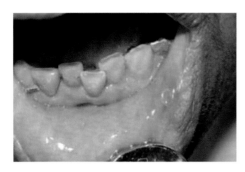

图 32.2　轻型 RAS

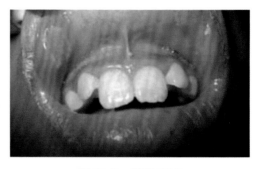

图 32.3　重型 RAS

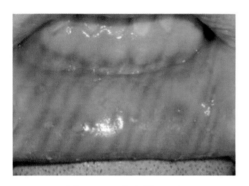

图 32.4　疱疹样 RAS

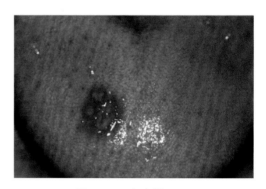

图 32.5　疱疹样 RAS

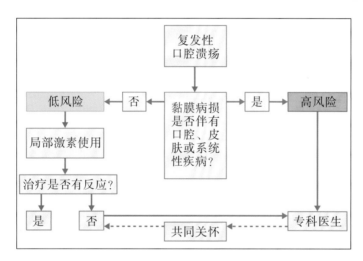

图 32.6　复发性口腔溃疡：治疗

第33章 溃疡和糜烂：阿弗他样溃疡

阿弗他样溃疡（Aphthous-like ulcers ALU）临床病损类似阿弗他性口炎但不典型，如青春期开始后，伴随发热，家族史明确，或随年龄增大病情未见缓解，或伴全身疾病（图33.1）。

此类溃疡常见于白塞综合征，免疫缺陷：如 HIV/AIDS 和中性白细胞减少症，自身炎症综合征：如周期性发热、口疮样口炎、喉炎及颈淋巴结炎（pharyngitis and cervical adenitis, PFAPA），血液系统疾病，消化道疾病，皮肤病，药物，感染：如 HIV 及传染性单核细胞增多症。

白塞综合征临床表现极类似于口疮，反复发生口腔溃疡的患者注意排查此病。

白塞综合征（BS，白塞病）

定义：口疮样溃疡伴全身性疾病。

患病率：少见，常见人群分布在地中海、中东、中亚、中国、韩国及日本一线（从欧洲到远东，沿"丝绸之路"分布）。

好发年龄：年轻人。

好发性别：男＞女。

致病机制：BS 是一种与遗传相关的免疫疾病。病例可呈家族聚集性，与 HLAB5101 相关。免疫学研究结果包括：

• T 辅助（CD4）与 T 抑制（CD8）比例下降。

• 抗中间丝、心磷脂和中性粒细胞胞浆的循环自身抗体。

• 单核细胞引发对上皮细胞的抗体依赖性细胞毒性反应，干扰自然杀伤细胞活性。多形核白细胞及细胞因子活化(白介素,肿瘤坏死因子)也参与反应过程中。

• 免疫（抗原抗体）复合物循环，在血管壁内沉积，引起白细胞破碎性血管炎。临床特征多与免疫复合体反应相关（结节性红斑，关节炎、葡萄膜炎）。抗原应答反应可能包括疱疹病毒感染或链球菌抗原。热休克蛋白也参与反应过程。

BS 的所有临床特征都与血管炎症相关，可造成多种组织出现症状，黏膜、皮肤、眼（葡萄膜和视网膜）、脑、血管、肠道。

多数患者出现口、生殖器及眼部疾病，但其他组织也可受累。

病　史

口腔：复发性溃疡。

口外：无明显不适，症状可先于黏膜溃疡5年以前出现。常出现咽部疼痛，肌肉疼痛，迁徙性关节痛。可能伴随乏力、厌食、消瘦、虚弱、头痛、出汗、全身淋巴结肿大，大关节疼痛，胸骨下、颞区疼痛等症状。

临床特征

口腔：常累及上腭的口疮样溃疡（图33.2，图33.3）。

口外：常见生殖器、眼、皮肤、神经及血管病损。

生殖器：口疮样溃疡可累及男性阴囊和阴茎，女性外阴，可留有瘢痕（图33.4）。

眼部：不可恢复的视力损害，葡萄膜炎（前葡萄膜炎），伴随结膜炎（早期）及前房积脓（晚期），视网膜血管炎（后葡萄膜炎），视力损害常同时累及双眼，甚至致盲。

皮肤：痤疮样皮疹；在静脉穿刺部位的脓疱（针刺反应）；假性毛囊炎及结节性红斑（小腿上的淡红色结节）。

神经系统：头痛，精神紊乱，运动神经或感觉的表现；脑膜脑炎、脑梗死（中风）、精神病、脑神经麻痹、小脑和脊髓病损。

静脉血栓形成：增加的血管性血友病因子可致大静脉的血栓形成（下腔静脉或静脉窦）。

关节炎：约一半患者会出现关节肿胀、僵直、疼痛、压痛等症状，患者一生中都可能在某一时间点复发。

最常累及部位是膝关节、腕关节、踝关节及肘关节。

鉴别诊断：炎症性肠病、结缔组织病、梅毒、莱特尔综合征（反应性关节炎）。

诊 断

诊断较为困难，原因如下：

• 症状很少同时出现

• 许多疾病都有相似症状

• BS 无特殊病理学特征表现

BS 常由临床表现确定诊断，现有 3 种标准确定诊断：

1 国际研究组诊断指南（用于研究）。

2 实际的临床诊断（公认标准）。

3 "疑似"或"可能"诊断（症状不全型）。

实际的临床诊断标准包括复发性口腔溃疡（最少 12 个月内复发 3 次）另加 2 个或 2 个以上主要表现（表 33.1）。

发现 HLA-B5101 和针刺反应有助于诊断，类似于对心磷脂和中性粒细胞胞浆抗体反应。脑部 MRI 可提示脑部病损、脑室或蛛网膜下腔扩大，神经系统受累时可无临床表现。很少采用皮肤、口腔、生殖器溃疡组织活检，镜下可见上皮棘细胞层淋巴细胞和浆细胞浸润。血管壁可见 IgM 和补体 C3 免疫沉积物，有时可能出现坏死性血管炎。

疾病活跃性常可通过以下指标评估：红细胞沉降率上升，急性期的血清蛋白水平（如 CRP）或中间丝抗体。

治 疗

BS 很少立即好转。疑似 BS 患者应及时听从专科医师建议，采取治疗。常需多学科治疗，包括口腔医生，皮肤病医生，风湿病、妇科、泌尿科医生，神经科医生。

口腔溃疡：与口疮治疗方法相同。

全身症状：治疗可使用阿司匹林，抗凝剂和免疫抑制剂（使用秋水仙碱，糖皮质激素、硫唑嘌呤、环孢素、氨苯砜、瑞巴派特或己酮可可碱）。α 干扰素或抗 TNF 治疗（如沙利度胺、英夫利昔单抗、依那西普）在临床上日益增多。

预 后

BS 发病率较高，常累及眼部及神经病变，具有可缓解、易复发，病程多变的特点。神经、血管、肠道、心肺病损或治疗并发症均可导致死亡。

表 33.1　白塞综合征临床表现

常见	少见
口腔溃疡（90%~100%）	关节炎
生殖器溃疡	血栓性静脉炎 – 表层或深部迁移
眼部病损	肠部病损；散在肠道溃疡
中枢神经系统病损	肺部病变；肺炎
皮肤病损和针刺反应	血尿和蛋白尿

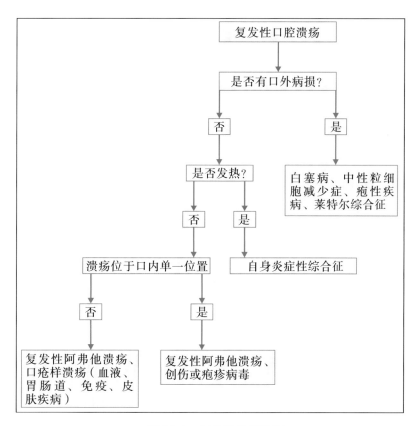

图 33.1　复发性溃疡诊断

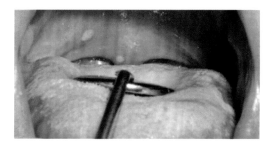

图 33.2　白塞综合征

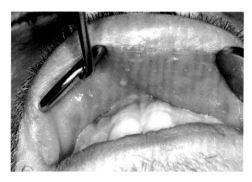

图 33.3　白塞综合征

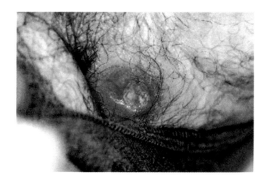

图 33.4　白塞综合征的生殖器溃疡

第34章 溃疡和糜烂：血液疾病，消化道疾病

血液及消化道疾病常可出现口疮样或其他口腔溃疡。

血液疾病

溃疡可见于贫血，白细胞缺陷，如中性粒细胞减少（图34.1）、粒细胞缺乏症、白血病、骨髓增生异常综合征或慢性肉芽肿性疾病。白细胞缺陷亦可出现重度牙龈炎，牙周快速破坏，这与感染（主要是病毒及真菌感染）表现相似，可出现淋巴结肿大。

化疗和造血干细胞（骨髓）移植也可造成口腔溃疡和感染。

白血病（Leukemias）

定义：恶性白细胞增殖（希腊语leukos，白色；aima，血液）；有多种分型（表34.1）。

患病率（估算）：少见。

好发年龄：50%~60%白血病发病急骤，常好发于儿童及年轻人。慢性髓细胞性白血病（CML），常累及中年人；

慢性淋巴细胞白血病（CLL）常见于老年人。

好发性别：男女发病率无明显差异。

发病机制：电离辐射、免疫抑制、化学制剂（如染发剂；苯）、染色体疾病（如唐氏综合征），反转录病毒（少见）。Fanconi贫血（范科尼贫血）诱发急性髓细胞白血病。

诊断特征

病 史

口腔：溃疡、感染。

口外：脸色苍白、疲劳、损伤、感染。

临床特征

口腔：口腔紫癜（瘀点和瘀斑）和自发性牙龈出血。

口腔溃疡：与细胞毒性疗法，病毒、细菌或真菌感染有关，或无具体病因（图34.2）。

单纯疱疹病毒及水痘带状疱疹病毒引起的溃疡较常见。

微生物感染：主要是真菌和病毒感染，口内常见，病损具有特征性。念珠菌感染最常见。唇疱疹也较为常见。

单纯牙源性感染可波及较广，很难控制。

非牙源性感染与多种细菌相关，包括金色葡萄球菌、铜绿假单胞菌、肺炎克雷伯菌、表皮葡萄球菌、大肠杆菌和肠球菌属，尤其是急性白血病，病情类似于败血病的初期表现。

其他偶发症状包括黏膜苍白，感觉异常（尤其是下唇），面神经麻痹，牙齿或骨突出，下颌骨的疼痛性肿胀和腮腺肿胀（米库利兹综合征：Mikulicz综合征）。白血病沉积物有时可致肿胀：肿胀是粒-单核细胞白血病的临床特征。

口外：贫血、紫癜、感染、淋巴结肿大、肝脾大。

鉴别诊断：溃疡和紫癜的其他成因。

必须进行血常规检查和骨髓活检。

治 疗

白血病治疗包括化疗（表34.1）、克拉屈滨、喷司他丁、利妥昔单抗、放疗、骨髓或干细胞移植、单克隆抗体和糖皮质激素。支持治疗包括口腔卫生保健及局部镇痛；阿昔洛韦用于疱疹感染；抗真菌药物用于念珠菌病。

预 后

5年生存率约50%。

急性淋巴细胞白血病（ALL）儿童患者5年生存率为85%（表34.1）。

胃肠道疾病

少数营养吸收不良患者（恶性贫血、克罗恩病和腹腔疾病）可能突然出现口腔溃疡。口腔病损被称为增殖性脓性口炎，临床上较为少见，有皲裂、脓疱及乳头状突起，可见于炎性肠道疾病，如溃疡性结肠炎或克罗恩病。病损起因与肠道疾病相关。局部治疗(如糖皮质激素)对口腔病损治疗有效，但常需要全身用药。

乳糜泻病（麸胶敏感性肠病）

定义：对谷蛋白产生的超敏反应，常累及小肠。

患病率（预估）：人群中 < 1%，常见于凯尔特人的后裔等少数民族，少见于非洲，日本及华裔人种。

好发年龄：从儿童时期发病（不总是出现临床症状）。

好发性别：无明显性别差异。

致病机制：小麦、大麦和黑麦内均含有谷蛋白，基因遗传使个体对麦醇溶蛋白产生超敏反应，主要影响空肠。此病患者多有 HLA DQ2 或 DQ8 等位基因变异，欧洲北部和西部人中 DQ2.5 发生率很高，此区域乳糜泻病较为常见。病毒接触，如腺病毒 12 型，可引发敏感个体免疫反应，造成乳糜泻病。

组织型转谷氨酰胺酶修饰谷蛋白，修饰后蛋白可引起空肠组织的免疫交叉反应，导致炎症及绒毛损失（绒毛萎缩），从而引起吸收障碍。

诊断特征

病 史

口腔：溃疡、口角炎或口腔疼痛。对称分布的釉质发育不全很常见。

口外：患者一般发育不良和（或）伴有慢性腹泻，或吸收不良（如疲劳、贫血、骨质疏松，有时有出血倾向），但常无明显症状。

有时可见相关的自体免疫疾病，如Ⅰ型糖尿病及甲状腺疾病较为常见，疱疹样皮炎和 IgA 缺陷较为少见。

临床特征

口腔：3% 口疮样溃疡患者可能患有乳糜泻病(图 34.3)，其他口腔症状可能包括口角炎(图 34.4)，舌炎、灼口综合征及牙发育不全。

口外：无临床症状或腹泻及吸收不良，体重减轻。

鉴别诊断：炎症性肠病。

血常规和补血实验结果常提示吸收不良，但首选指标与 HLA-DQ2 和 DQ8 相关，为对组织转氨酶血清抗体检测（抗 -tTG），小肠活检少见。

治 疗

纠正营养缺乏，患者必须严格坚持无谷蛋白饮食，如小麦、黑麦或大麦，直到口腔病损缓解或愈合。玉米、大米均可放心食用。

预 后

良好，乳糜泻病可能诱发小肠腺癌与淋巴瘤。

表 34.1 白血病

类型	淋巴细胞性白血病（"成淋巴细胞的"）		粒细胞白血病（"骨髓的"或"非成淋巴细胞的"）	
类型	急性成淋巴细胞	慢性成淋巴细胞	急性粒细胞	慢性粒细胞
名称缩写	ALL	CLL	AML	CML
好发年龄	最常见于儿童白血病	> 55 岁的成人	男性成人	成人
治疗	化疗和放疗	化疗和激素	化疗	伊马替尼
5 年生存率（%）	儿童85；成人 50	75	40	90

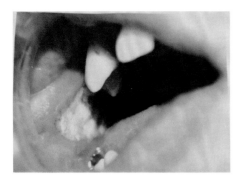

图 34.1　中性粒细胞减少性溃疡

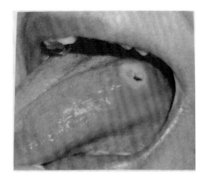

图 34.2　白血病

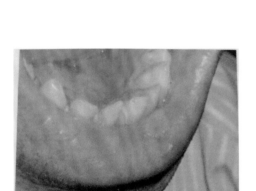

图 34.3　乳糜泻病的口疮样溃疡

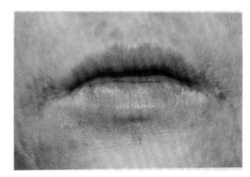

图 34.4　乳糜泻病的口角炎及口腔疼痛

第35章 溃疡和糜烂：感染

疱疹病毒和多种病毒可致口腔溃疡（第9章和第10章），尤其是儿童，表现为多发性溃疡和急性发热性疾病。EBVEB病毒也可引起溃疡（第60章）。急性坏死性龈炎是一种细菌感染，常见于口腔卫生和（或）营养不良，或HIV/AIDS患者，尤其是物资缺乏地区。慢性细菌性（如梅毒，结核）、真菌性（如组织胞浆菌病）和寄生虫（如利什曼病）感染均可造成慢性溃疡，好发于成人，尤其是物资缺乏地区及HIV/AIDS患者。

手足口病（HFM；伴皮疹的水疱性口炎）

定义：口咽部疱和溃疡，手和（或）足的疱（图35.1a~c）。

发病率（预估）：不多见。

好发年龄：儿童；亚洲及澳大利亚较多见。有时见于免疫功能低下的成人。

好发性别：无明显差异。

致病机制：小核糖核酸病毒科（常为柯萨奇病毒A16，也可为A5，A7，A9，A10或B9，也可为其他肠病毒）。

诊断特征

病 史

口腔：感染可无明显临床症状。潜伏期1周左右。

发热后1~2d，出现口腔疼痛。

口外：发热、头痛、乏力、厌食、腹泻。

临床特征

口腔：主要发生在舌部或颊部的浅小溃疡，伴疼痛。

口外：1~2d内出现手、足底的皮疹，不发痒，有时出现在臀部和（或）生殖器。皮疹为平齐或凸出表面的红色斑点，有时伴有小而疼痛的疱。

鉴别诊断：疱疹性口炎；疱疹性咽峡炎。

检 查

临床诊断即可。血清学检查可确定诊断，但临床上少见。

治 疗

无特殊治疗，口腔病损对症用药。

皮肤病损大约1周可愈。

儿童一般不使用阿司匹林。

预 后

良好。较少患者可因脑炎，脑膜炎，麻痹或肺水肿或出血死亡。

疱疹性咽峡炎（Herpangina）

定义：一种急性发热疾病，伴有口咽部疱及溃疡病损（拉丁语中herp：痒，angin：窒息）。

患病率（估计）：少见。流行病学统计：广泛累及（根据日本最新报道，有死亡病例）。

好发年龄：儿童

好发性别：无明显差异。

致病机制：肠病毒，主要是柯萨奇病毒A1–A6、A8、A10、A12、A16或A22，相似症状也可由ECHO病毒B1–5型引起（9或17型）。

诊断特征

病 史

口腔：口腔疼痛。

口外：持续3~6d的发热、不适、头痛、喉痛。

临床特征

口腔：常表现为咽喉及软腭的疱，疱壁破裂，出现疼痛的圆形浅溃疡。

口外：无。

鉴别诊断：疱疹性口炎，HFM。

检 查

这是一个临床诊断。鼻咽部、粪便、血液、尿液及脑脊液均可检出柯萨奇 A 型病毒。

治 疗

同 HFM。

预 后

良好。很少出现 CNS 病损和心肺衰竭。

细菌感染：急性坏死溃疡性龈炎（AUG）［文森龈炎（ANG）；急性溃疡性龈炎］

定义：牙龈溃疡，伴明显疼痛，主要累及龈乳头。

患病率（估计）：少见，可见于发展中国家儿童，尤其是撒哈拉以南地区和印度；HIV 患者中发病率为 4%~16%。

好发年龄：年轻成人。

好发性别：男 > 女。

发病机制：厌氧梭状菌和螺旋体增生（各种包柔螺旋体、梭杆菌、中间普氏菌、聚合梭杆菌、牙龈卟啉单胞菌、梅毒螺旋体、月单胞菌属，其他，如嗜麦芽窄食单胞菌、铜绿假单胞菌、脆弱类杆菌、金黄色葡萄球菌）。

易感因素包括：

· 口腔卫生较差

· 吸烟

· 营养不良

· 免疫低下

诊断特征

病 史

口腔：牙龈疼痛，出血，口臭。

口外：无

临床特征

口腔：龈乳头溃疡，伴疼痛（图 35.2）；明显的牙龈出血；口臭；流涎。

口外：有时伴发热及颈部淋巴结肿大。

鉴别诊断：疱疹性口炎，白血病。

检查：可选用涂片。

治 疗

口腔清创清洗；过氧化氢或过硼酸钠含漱；甲硝唑（孕妇使用青霉素）；牙周评估。

预 后

良好，营养不良或免疫低下患者病情发展较快，可至颊部，导致走马疳（坏疽性口炎，或"被遗忘的第三世界疾病"）。

梅 毒

一期梅毒，硬下疳（硬或亨特下疳）可累及唇部、舌部及腭部。小而坚实的粉色团块逐渐变为丘疹，加速形成无痛性溃疡，边缘隆起，基底较硬。3~8 周硬下疳愈合，此时传染性较高，引流区淋巴结出现无痛性肿大。

接下来 6~8 周为二期梅毒，1/3 患者有无痛强传染性溃疡及蜗牛爬行样溃疡，梅毒黏膜斑、斑丘疹病变是特征性病变（图 35.3）。皮疹（图 35.4）和淋巴结肿大较常见，病损部位有密集浆细胞浸润（图 35.5）。

三期梅毒为局限性肉芽肿（树胶肿），大小不等，可见针尖大小或直径数厘米病损，常累及上腭及舌部。树胶肿不断加深可形成慢性穿孔，无传染性。

更常见症状是发生于舌背的白斑，有高度恶变可能，但此说法仍存在争议。

先天性梅毒可出现牙齿异常，如哈钦森牙。

淋 病

性传播疾病患者就医时被检出有约 4% 携带淋球菌，无口咽部症状。黏膜红斑，有时可伴肿大或溃疡。

结 核

肺结核最常见的口腔症状为团块或慢性溃疡，常发生于舌部，可见颌骨病损及颈部淋巴结肿大。非典型分枝杆菌性溃疡由鸟–胞内分枝杆菌胞内引起，被认为是 HIV/AIDS 表现的一部分，偶尔可见于健康人。面颈部感染，如淋巴结脓肿，口外肿胀，可由龟分枝杆菌感染引起。组织病理学检查与微生物培养可确定诊断。

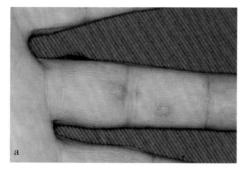

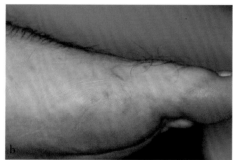

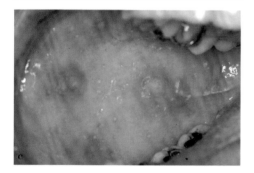

图 35.1a，b，c　手足口病

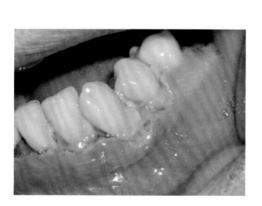

图 35.2　急性坏死性溃疡性龈炎

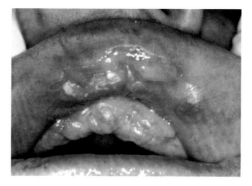

图 35.3　二期梅毒

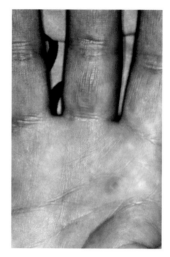

图 35.4　二期梅毒疹

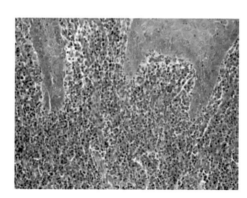

图 35.5　梅毒（20 倍）

第36章 溃疡和糜烂：多形性红斑，中毒性表皮坏死松解症和史－约综合征

多形性红斑

定义：多形性红斑（erythema multiforme，EM）是一种由抗原抗体（免疫复合体－主要是IGM）沉积在皮肤和黏膜表面微血管引起的皮肤黏膜病损。

患病率（预估）：少见

好发年龄：20~30岁的年轻人。

好发性别：男＞女

致病机制：可能有遗传易感性，多种HLA相关（波及黏膜范围较广的，可能有HLA-DQB1*0402），也可能是对多种微生物或药物的免疫超敏反应（图36.1，表36.1），导致免疫复合体生成及细胞毒性的CD8T淋巴细胞进入，造成角化形成细胞凋亡、卫星细胞坏死（图36.2）。HSV常参与病变过程。

诊断特征

轻型EM（约80%）常累及一处黏膜，表现为轻微有自限性的疹。重型EM是一种严重的可危及生命的病变，可有中毒性表皮坏死松解（如下）和多处黏膜、上皮累及（图36.3）。

病 史

口腔：常反复发作，典型病损是唇部的浆液渗出，病程为10~14d，每年1~2次。

口外：轻型EM可有表浅的疹。

重型EM波及较广，可累及眼部、咽部、喉部、食道、皮肤和外生殖器，病损为大疱，靶样病损，可出现疹、肺炎、关节炎、肾炎或心肌炎。

临床特征

口腔：EM的大多数患者（70%），无论轻型或重型，口腔病损起初为红斑，后发展为水疱，疱破后形成不规则广泛的疼痛性糜烂面，周缘伴有红斑，常见于口腔前部（图36.4）。常累及唇部黏膜，可见浆液渗出致唇部肿胀。

口外：疹；特征性为靶形或虹膜样病损（图36.5），重型EM可能出现大疱。

眼部病变：天疱疮样病损；眼干及睑球粘连。

生殖器病变：龟头炎、尿道炎、外阴溃疡。

鉴别诊断：病毒性口炎，天疱疮、中毒性上皮坏死和上皮下免疫大疱病（类天疱疮和其他）。

检查：诊断多为临床性的；尼氏征阴性。无特殊的诊断实验。HLA-DQ3是一种较为有助的分子标志物，用来区分疱疹相关的EM及其他有EM样病损的疾病。血液辅助检查对诊断有一定作用［血清学检测肺炎支原体或HSV（或DNA或免疫印记研究）或其他微生物］。

病灶周围组织使用免疫印记和组织病理学有诊断意义，但有可变性，这是由于组织病理学表现较为多样化。典型临床特征是细胞间水肿，造成上皮内疱合并生成。真皮内有多种炎性反应出现，有时上皮下也有疱出现。上皮内或上皮下一般有疱出现。有时上皮浅层内可见嗜酸性粒细胞凝块，表现为大的圆形纤维蛋白变形的嗜酸性小体。血管炎较为罕见，但有时伴有血管周围浸润。晚期病损组织可见管周袖口状白细胞聚集，有时有血管炎，上皮全层坏死脱落。如表面出现广泛炎症较难进行解释。免疫染色可见上皮基底层区域出现纤维蛋白和补体C3沉积，血管周可见IgM，补体C3和纤维蛋白沉积，但不具特征性。

治 疗

愈合较为缓慢，轻型EM为2~3周，重型可

达6周。需进行治疗和专科护理（图36.6）。没有特定的治疗方法，支持治疗非常重要；应采用流质饮食，甚至静脉输液。口内可使用0.2%水氯己定含漱。

激素使用尚存在争议：

• 局部使用糖皮质激素治疗轻型EM有效，但也需要全身使用激素。

• 重型EM应全身使用激素（泼尼松龙）和（或）硫唑嘌呤、环孢素、左旋咪唑、沙利度胺或其他免疫调节药物。

• 抗生素也建议使用。疱疹相关EM应使用阿昔洛韦和伐昔洛韦。

• 肺炎支原体相关的EM应使用四环素。

预 后

大多数患者2~4周愈合，无后遗症。部分病情复发。

中毒性表皮坏死松解症（莱氏综合征）和史－约综合征

中毒性表皮坏死松解症（toxic epidermal necrolysis，TEN）是一种少见的具有潜在致命性的皮肤黏膜病损，皮肤大片剥离，约30%或以上上皮剥脱。史－约综合征（Stevens-Johnson syndrome，SJS）是一种较轻的病损形式，10%以下的上皮剥脱。TEN及SJS常累及口腔，并为早期症状。累及2处或以上黏膜面，表现为红斑或紫斑，表面有疱。常有发热。黏膜受累可导致胃肠道出血、呼吸衰竭、眼部、泌尿生殖系统并发症。

药物的不良反应可能为以上症状，如非甾体类抗炎药、别嘌呤醇、抗反转录病毒、抗惊厥药（包括卡马西平）或磺胺类药物。多数患者在第一次服药4周内出现症状。家族成员可能会有相似反应。汉族人群中，HLA–B*1502与卡马西平引起的TEN关系密切，日本人则是HLA–A*02：06和HLA–B*44：03与非甾类抗炎药引起的TEN关系密切。鉴别诊断为副肿瘤综合征和金黄色葡萄球菌烫伤样皮肤综合征。

治疗首选需停用可疑药物，尽快就医，及时采取措施，可能进入ICU（加护病房）进行治疗。静脉注射免疫球蛋白、环孢素、环磷酰胺、血浆置换，英夫利昔单抗、乌司他丁（中性粒细胞弹性蛋白酶抑制剂）或己酮可可碱，支持治疗和营养支持。

预 后

TEN致死率为30%，SJS是5%。

表36.1　多形性红斑的主要病因

微生物	药物*	化学物质	免疫因素
单纯疱疹病毒、肺炎支原体	别嘌呤醇、氨基青霉素、抗惊厥药、巴比妥类药物、头孢菌素类抗生素、糖皮质激素、奎诺酮类、奥西康非甾体抗炎药、蛋白酶抑制剂、磺胺类	苯甲酸酯、硝基苯香水、萜烯	卡介苗（BCG）、移植物抗宿主反应、乙肝免疫、炎症性肠病、结节性多动脉炎、结节病、系统性红斑狼疮

BCG：Bacillus Calmette-Guérin，卡介苗，法国科学家卡尔梅特（Calmette）和介朗（Guérin）研制成功
*.用于治疗TEN（中毒性表皮坏死松解症）及SJS（史－约综合征）

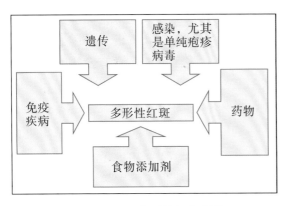

图 36.1　多形性红斑病因

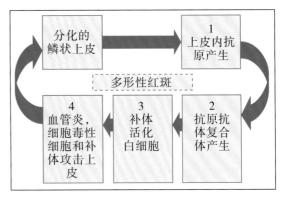

图 36.2　多形性红斑致病机制

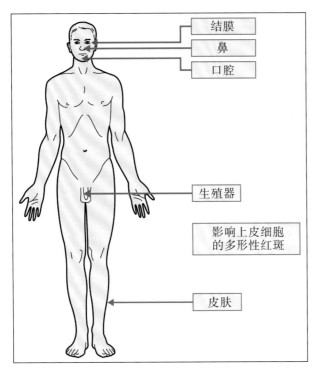

图 36.3　多形性红斑可能累及部位

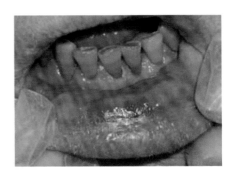

图 36.4　多形性红斑

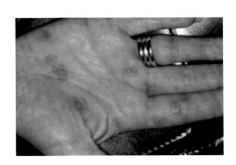

图 36.5　多形性红斑靶形红斑

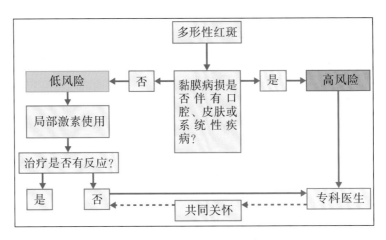

图 36.6　多形性红斑治疗

第 37 章　白色病损：念珠菌病

白色斑片可能由上皮碎片形成（如"白垢"–口腔卫生较差部位白色碎片堆积），剥脱（如灼伤）或上皮增厚 – 遗传性少见，多为后天性（图37.1，表37.1）。表浅病损如假膜或念珠菌感染可用干纱布拭去（图37.2）。

急性假膜型念珠菌病

在英国及其他一些国家也称为"鹅口疮"。

定义：白色斑点、斑片及结节，可拭去。

患病率（预估）：少见。

好发年龄：新生儿和成年人。

好发性别：无明显差异。

发病机制：白色念珠菌是一种口腔内无害性共生酵母菌，人群约 50% 为携带者。新生儿尚无获得性免疫，所以健康的新生儿可以出现口咽部念珠菌病。局部生态改变可致口腔菌群紊乱（如抗生素、干燥症）或免疫缺陷，如免疫抑制治疗或免疫低下（HIV/AIDS、白血病、淋巴瘤、癌症、糖尿病），使得念珠菌成为机会性致病菌（图 37.3）。非白色念珠菌种致病有上升趋势（如光滑念珠菌、热带念珠菌、克柔念珠菌）。

诊断特征

病　史

口腔：有时伴有疼痛。

口外：疼痛。

临床特征

口腔：可发生于口内任意位置，尤其是上颌颊部前庭（图 37.4）和上腭（图 37.5）。典型病损是白色或奶油色斑片，拭去后留有红色基底（图 37.6a、b），主要是红色病损。临床表现可为白色、红白相间或红色。

口外：如病因为全身性的，如免疫低下，可累及其他部位黏膜、指甲和皮肤。

鉴别诊断：扁平苔藓、毛状白斑、白斑、科泼力克斑或迷脂症。

检　查

诊断通常为临床性的，但过碘酸希夫（Periodic acid Schiff，PAS；见于 4 章）或革兰氏染色涂片（菌丝或）或漱口水均有助诊断。在滴有氢氧化钾的载玻片上查见菌丝或孢子可提示念珠菌感染。病史有诊断意义。

免疫低下患者还需进行血液检查。

治　疗

针对诱因治疗，轻、中度患者，本身是健康人群，给予 2 周局部抗真菌药，如制霉菌素口服混悬液或软膏（口周）、两性霉素糖锭或咪康唑口服凝胶或黏附含片。中重度患者或免疫低下患者，可使用氟康唑、伊曲康唑、伏立康唑。病情顽固者，需确定患者是否为免疫缺陷或致病菌是否为耐药菌株。

预　后

取决于病因。

慢性增殖型念珠菌病（念珠菌性白斑）

定义：与念珠菌病相关的白斑和（或）红斑。

患病率（估计）：少见。

好发年龄：中老年。

好发性别：无明显差异。

致病机制：白色念珠菌可产生亚硝酸，导致上皮增生或发育不良。合并吸烟、维生素缺乏、免疫抑制等因素，可加重疾病。

诊断特征

病　史

口腔：常无明显症状。

临床特征

口腔：白斑样斑片，表面粗糙，固着紧密。斑片厚度不均，粗糙，纹理不均或呈红斑样基底的结节（斑块状白斑）。好发于舌背及颊黏膜后部。

鉴别诊断：鹅口疮、白斑、白色角化病、扁平苔藓。

检 查

斑片不可拭去，但可刮除。PAS 染色及革兰氏染色可见分离的上皮细胞团块内附着的念珠菌菌丝。

需进行组织病理学检查，可见角化不全斑片，多型性、海绵状脓疱和棘层肥厚。苏木精伊红染色涂片中菌丝少见，但急性念珠菌病涂片，PAS 染色可见菌丝。表皮突向下伸展，呈钝形或棒形，内镜下上皮变薄，与鳞屑病相似（"银屑病样增生"）。基底膜区域可能增厚突出，真皮内炎症反应明显。

治疗及预后

念珠菌性白斑可能有恶变潜在可能。应建议白斑患者戒烟、酒、槟榔或其他咀嚼习惯，多吃蔬菜水果。

应使用抗真菌药物，如病情未缓解，应及时切除或使用激光治疗。

慢性皮肤黏膜念珠菌病

定义：慢性皮肤黏膜念珠菌病（CMC）是一组特殊类型的念珠菌感染，可出现在口腔或其他黏膜，全身传播倾向较小。

患病率（预估）：罕见。

好发年龄：始发于学龄前儿童。

好发性别：无明显差异。

致病机制：常为先天性，CMC 病损底层出现多种细胞免疫缺陷，有时为广义的，有时特指念珠菌病（不是单一症状）。白介素 2（IL-2）和 γ 干扰素（Th 1 细胞因子）降低，IL-10 升高。

甲状旁腺功能减退症（伴随牙列缺损）、糖尿病、肾上腺皮质功能减退和甲状腺功能减退症可见于念珠菌病 - 内分泌综合征（CES）。自身免疫性内分泌失调 - 念珠菌病 - 外胚层营养不良（APECED）在内分泌疾病或自主免疫疾病患者中发病率较高［在胸腺癌（胸腺肿瘤）和重症肌无力、肌炎、再生障碍性贫血、粒细胞减少和低丙种球蛋白血症等患者中，CMC 可能出现在成人］。

诊断特征

病 史

口腔：无症状或疼痛。

口外：无症状或疼痛。

临床特征

口腔：白色斑片，逐渐扩展、变厚、固着。可能发展为口腔癌。

口外：指甲（甲沟炎、甲癣）、头皮、躯干、手和脚的念珠菌感染。HPV（人乳头瘤病毒）感染常见。

鉴别诊断：念珠菌病，扁平苔藓、白斑。

检查：免疫学检查，内分泌功能试验。

治 疗

全身抗真菌治疗。

预 后

常有复发，念珠菌感染出现耐药性但弥漫性侵袭性感染和真菌性动脉瘤较为少见。

表 37.1　白色病损成因

后天性				
感染	皮肤黏膜疾病	肿瘤、癌前病变	其他	发展性
念珠菌病和念珠菌白斑、毛状白斑、科氏斑（早期麻疹）、乳头瘤、梅毒、白斑	扁平苔藓和苔藓样反应、盘状红斑狼疮	肿瘤、白斑	灼伤、摩擦、移植物白垢	毛囊角化病、先天性角化不良、先天性厚甲症、白色海绵状斑痣

101

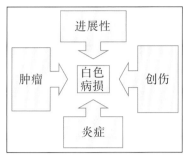

图 37.1 白色病损成因

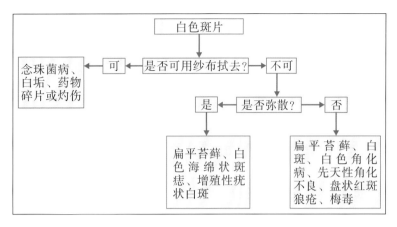

图 37.2 白色斑片诊断

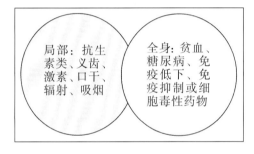

图 37.3 诱发念珠菌感染因素

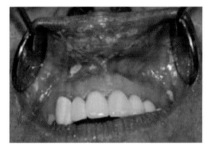

图 37.4 假膜型念珠菌病

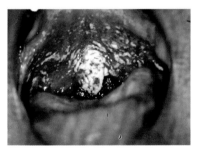

图 37.5 假膜型念珠菌病

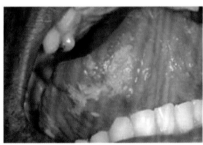

图 37.6a HIV/AIDS 患者念珠菌病
纱布擦拭前后

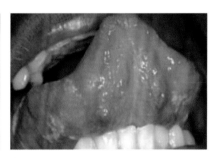

图 37.6b HIV/AIDS 患者念珠菌病
纱布擦拭前后

第38章　白色病损：角化病，白斑

定义：反复创伤造成的白色病损。

患病率（大约）：常见。

好发年龄：中年和老年人。

易患病性别：男性 > 女性。

发病机制：病因包括长期的擦伤（例如锐利的牙尖、口腔矫治器、刷牙、咀嚼损伤、咬颊）。双侧牙槽嵴角化症（bilateral alveolar ridge keratosis，BARK）在缺牙区也可发生。在舌侧缘（图38.1）和颊黏膜（图38.2）黏膜经常可见一条咬合线（白线），发生在颊黏膜则被称为咬颊（咬颊症或嚼口症，MMO）。疾病多发于经常处于焦虑状态的妇女（图38.3）。

自残行为造成的病损非常少见，可见于精神病患者（图38.3），学习障碍者和其他罕见的综合征（图38.4）。

诊断要点

临床特征

白线一般较细，呈白色或偶尔伴有瘀斑，可孤立存在或呈圆锯齿状出现在受压迫的舌边缘。咬颊会造成表皮不完整的白色和红色病损，在唇和（或）颊黏膜近咬合线处。角化症（BARK）常出现在无牙区牙槽嵴黏膜，特别是与局部义齿产生的摩擦的部位，可能与咀嚼时产生的摩擦有关。

鉴别诊断：白斑病、扁平苔藓、白色水肿、白色海绵状痣、无烟烟草角化病、化学性角化病和毛状白斑。

根据临床来进行诊断。组织病理可以证实无上皮异常增生，并且显示棘层增厚和角化过度（通常是正角化）；棘层细胞常出现上皮内水肿，偶尔出现空类似于凹空细胞样的空泡细胞。

治　疗

除了去除刺激因素，改正不良习惯之外，

一般不需治疗。

预　后

无证据表明持续性的轻微创伤本身具有潜在的致癌性。

烟草相关性角化病

定义：咀嚼烟草和抽鼻烟所致的白色病损。

患病率（大约）：不常见。

好发年龄：成年人

易患病性别：男性 = 女性。

发病机制：咀嚼烟草或抽鼻烟（将有香味的烟草粉末置于前庭处）患者造成白色水肿或皱纹纸样过角化白色斑块病损（疣状角化）可高达20%。口含鼻烟会比咀嚼烟草造成更大的临床改变，但是异常增生常见于咀嚼烟草者。在数十年持续使用烟草后，病损可逐步的发展成为疣状癌。

诊断要点

临床特征

口腔：典型的白色病损出现在颊沟处邻近鼻烟粉末放置处，经常伴有牙龈的萎缩。

鉴别诊断：白斑、扁平苔藓、白色水肿。

根据患者的烟草使用习惯往往容易得出诊断，但活检/组织病理学检查对于排除异常增生结果更加可靠。活检结果显示表皮内可能出现明显的过度不全角化和上皮内水肿。

治　疗

患者应该纠正或戒除不良习惯。

预　后

吸鼻烟者的病损在纠正不良习惯后通常会恢复，即使是长年使用鼻烟的患者也是如此。但是如果在停止使用鼻烟后两个月依然有残存的上皮角化的表现，则应考虑并怀疑白斑病。

口腔白斑

定义：不能确诊为其他任何病损的一种在口腔黏膜上发生的显著性白色损害，是一种临床型定义，并无任何组织学定义，特指那些不能用纱布擦去或诊断为其他特异性疾病的白色病损。白斑具备潜在的癌变倾向。

患病率（大约）：在成年人中有3%的发病率。

好发年龄：成年人。

易患病性别：男性 > 女性。

发病机制：大多数罹患者有使用烟草、槟榔或饮酒等不良习惯（图38.5）。一些不太常见的原因还包括由念珠菌、梅毒和人乳头状瘤病毒引起的感染（图38.6）。膳食纤维，水果和蔬菜可以起到一定的预防作用。

对于那些无法找出具体致病因素的患者，可以诊断为特发性白斑。

临床特征

口腔：口内可以看到单发的，多发的或弥漫性的白色病损。大多数病损是光滑的斑块（均质性白斑病），如图38.7所示，可以发生在唇，颊黏膜或牙龈，其他的白斑病损都属于非均质型。在非均质型白斑中，部分呈疣状改变（疣状白斑）（图38.8），部分是包含红色和白色的混合病损（斑点状白斑或红白斑）。绝大部分白斑患者无临床症状。

具有以下特征的白斑可能预后不佳：

• 表面结节状改变
• 出现红斑病损
• 溃疡
• 渐进性变硬或形成硬结
• 不明原因的出血

鉴别诊断：癌、扁平苔藓、慢性咬颊症、角化病、尼古丁性口腔炎、白色水肿、白色海绵状痣。

辅助检查

活检是很有必要的；组织学检查可见从过度角化、增生到萎缩，从异常增生到癌（图38.9）。组织学表现为异常增生，不是诊断的必要条件（图38.10a、b），但与癌变可能性相关。

治疗和预后

首先应该建议患者停止吸烟、饮酒、嚼槟榔，并且鼓励患者在日常饮食中添加水果和蔬菜（70%的病损在坚持做到以上两点一年后会消失或者缓解）。

白斑伴中度异常增生时，十年内癌变率约10%；白斑伴重度异常增生时，十年内癌变率约25%（年均癌变率约1%）。不典型增生通常被认为是预测白斑预后的最佳指标。异常增生是普遍使用的最佳预测指标，但关于杂合性缺失的基因研究，和异常增生一样，都可用于癌变的预测，甚至更准确。患病位置也是至关重要，发生在口底、舌腹、唇部的白斑预后不良，白斑病患者中非吸烟患者具有更高的恶变可能。有关缺失杂合性基因的研究表明其和不典型增生一样甚至更具有预测性。

众多专家建议去除这些白色病损（通过外科手术或激光的方式，图38.11），也有部分患者可以通过冰冻手术、光动力学治疗或细胞毒性药物（例如，博莱霉素）局部治疗等手段来处理白斑病变。

白斑患者应该接受定期复诊（间隔6~12个月）。

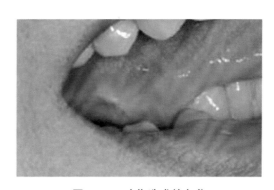

图38.1 咬伤造成的角化

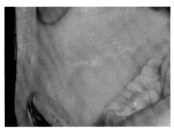

图 38.2 咬颊导致的角化

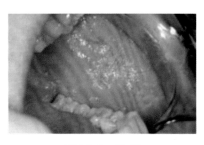

图 38.3 咬颊

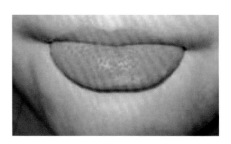

图 38.4 摩擦性角化病

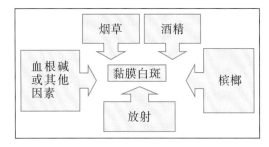

图 38.5 黏膜白斑病因

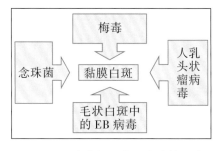

图 38.6 黏膜白斑病：感染性因素

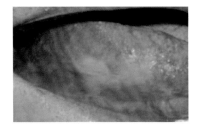

图 38.7 均质性黏膜白斑病

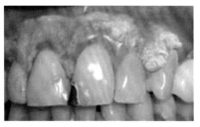

图 38.8 疣状白斑

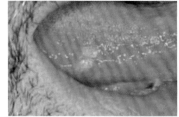

图 38.9 已证实发生癌变的白斑

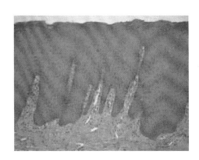

图 38.10a 棘层增厚和过度不全角化

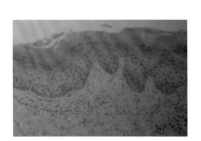

图 38.10b 角化和萎缩

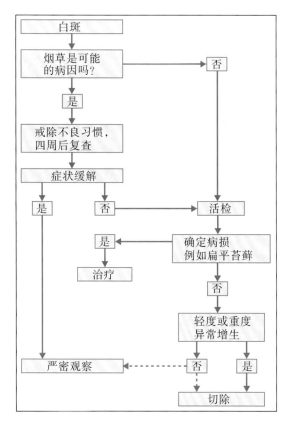

图 38.11 白斑的治疗

第**39**章　白色病损：扁平苔藓，毛状白斑

扁平苔藓（LP）和苔藓样反应

定义：一种形态多变的口腔黏膜和皮肤病损，累及口腔黏膜、外生殖器和（或）皮肤。

患病率（大约）：人群中有1%的患病率。

好发年龄：中年至老年。

易患病性别：女性 > 男性。

发病机制：少部分患者具有非常明确的外界诱因，比如：药物（降糖药、降压药、金盐、非甾体类抗炎药、抗疟药）、口腔材料（汞合金、金、其他）、移植物抗宿主病（GVHD），人类免疫缺陷病、丙型肝炎（图39.1）。这些通常被称为苔藓样病损。然而大多数患者并没有明确的病因（特发性扁平苔藓）。

角质形成细胞促进上皮基底膜细胞外基质蛋白、细胞因子和细胞间黏附因子的释放，激活抗原特异性T淋巴细胞易于进入并侵袭复层鳞状上皮（图39.2）。自体细胞毒性CD8+T淋巴细胞与角质形成细胞发生结合，通过释放肿瘤坏死因子（TNF-α）和γ干扰素（IFN-γ），促进基底细胞发生细胞的程序性死亡（凋亡）。

TNF-α激活细胞核因子κB（NF-κB）并且产生相关炎症因子。

促进角质形成细胞增殖的β转化生长因子受抑制时，可导致萎缩型扁平苔藓。IFN-γ的基因多态性是扁平苔藓口腔病损的一个危险因素，而TNF-α等位基因可能是影响口腔与皮肤的扁平苔藓的一个危险因素。

诊断要点

病　史

口腔：病损通常无症状，有时伴有疼痛不适，特别是在萎缩性扁平苔藓或病损有糜烂面的情况下出现。

口腔外：通常伴有发痒的皮疹或生殖器疼痛（图39.3）。

临床特征

口腔典型的病损包括

- 双侧发生
- 位于颊黏膜后份
- 有时发生在舌，口底或牙龈
- 很少发生在上腭
- 外观一般都是典型的白色改变
- 突起的白线或白纹形成网格（或）网状（图39.4，图39.5）
- 丘疹
- 斑块状，类似于口腔黏膜白斑改变（图39.6）

糜烂不常见，但持续，不规则，疼痛，且伴随有黄色痂皮（伴白色病损）。可见红色萎缩区域和（或）剥脱性龈炎。

一些病损可能伴随色素沉着。

苔藓样口腔病变临床和组织学特点与扁平苔藓相似，但有以下区别：

- 单侧发生
- 伴随糜烂
- 腭和舌多发

口腔外：扁平苔藓还可以影响

- 皮肤：搔痒（痒）、紫色、多边形、丘疹，常在手腕屈侧出现（图39.7）。有白色Wickham纹。创伤可能诱发病变（Koebner现象）。
- 生殖器：白色或糜烂性损害，如果同时伴有口腔损害，被称为外阴-牙龈或阴茎-牙龈综合征。
- 食管：白色或糜烂病损
- 指甲：嵴
- 头发：减少

鉴别诊断：盘状红斑狼疮、白斑、角化病、

恶性肿瘤、慢性溃疡性口炎、天疱疮、类天疱疮。

检　查

可以选择血液检查，帮助排除肝脏疾病（丙型肝炎）和糖尿病。

活检／组织病理学：病史和临床表现虽然对诊断具有高度指示意义，但是通常需要对病损区域进行活检，以鉴别其他类型疾病和排除恶性肿瘤。扁平苔藓的组织病理学特征包括（图 39.8）：

- 上皮下细胞密集浸润，大部分为 T 淋巴细胞
- 过度角化和细胞颗粒层增厚
- 基底细胞液化变性和胶样小体
- 上皮钉突下端变尖呈锯齿状
- 免疫染色显示上皮细胞基底膜区域出现纤维蛋白

依据组织病理学来区分苔藓、苔藓样病损以及显微镜下表现相似的病损（包括一些黏膜白斑病）是有困难的。

治　疗

应去除诱发因素。如果涉及汞合金，可考虑去除。如果涉及药物，医生应当考虑其他的替代方案。

局部应用强效皮质激素可治疗口腔病损（如：氯倍他索，倍氯米松或布地奈德）或其他下文提到的药物。抗真菌药物可能有效。

广泛的、严重的、顽固性病损可以在病灶内或局部应用强效皮质激素治疗。

若对恶性病变、口外病损、诊断或顽固性口腔病损有疑问（图 39.9），应请专家会诊。局部应用他克莫司或环孢素、全身性应用免疫抑制药物（如糖皮质激素、硫唑嘌呤、环孢素、氨苯砜）或维生素 A 衍生物（如异维甲酸）可能是必需的。

扁平苔藓患者应禁止吸烟、喝酒、咀嚼槟榔，应多食富含水果和蔬菜的膳食。

预　后

口腔扁平苔藓通常病程长，但多为良性。尽管有争议，但普遍认为五年内恶变可能性小于 3%，主要发生于那些有糜烂且病程较长的扁平苔藓患者。

毛状白斑

定义：位于舌两侧的白色病损。

患病率（大约）：不常见。

好发年龄：成年人。

易患病性别：男性 > 女性。

发病机制：EB 病毒，通常发生在免疫功能低下的患者，特别是在 HIV 病毒感染者／获得性免疫缺陷综合征患者中发生。恶性血液疾病或器官移植患者中也有相应的病例报告。

诊断特点

临床特征

口腔：垂直样皱褶状的无症状的白色损害，在舌边缘、舌背或舌腹表面出现（图 39.10）。

口外：可能存在 HIV/AIDS 或免疫低下患者的其他病损。

鉴别诊断：摩擦性角化症、扁平苔藓、烟草相关性白斑、地图样舌。

辅助检查

- HIV 血清学检查。
- 活检或组织病理学显示棘层中出现不全角化和具有黑色固缩核的空泡化细胞（类空泡细胞）。针对 EBV 衣壳抗原的免疫组织化学和原位杂交检测中，上皮细胞染色阳性。

治　疗

对绝大多数患者而言不需要接受特殊的治疗措施。抗反转录病毒（ART）和抗疱疹病毒药物（主要是伐昔洛韦和泛昔洛韦）可能消除病损。局部使用 25% 的鬼臼树脂和维甲酸可能对治疗有帮助。据报道冷冻疗法被也有一定的成功率。

预　后

表现为良性和自限性，但是通常会有反复发作史。

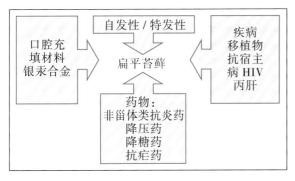

图 39.1 扁平苔藓及其致病因素

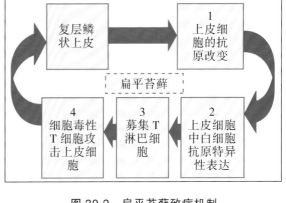

图 39.2 扁平苔藓致病机制

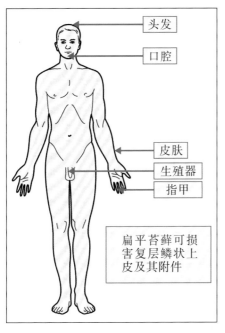

图 39.3 扁平苔藓可能累及的部位

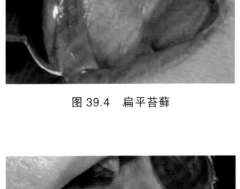

图 39.4 扁平苔藓

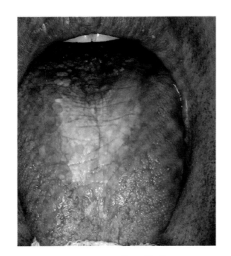

图 39.6 扁平苔藓

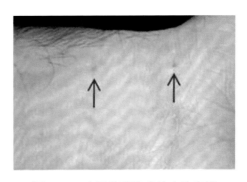

图 39.5 扁平苔藓

图 39.7 扁平苔藓造成的皮肤病损

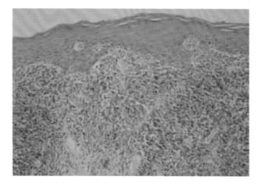

图 39.8　扁平苔藓的组织病理学特点

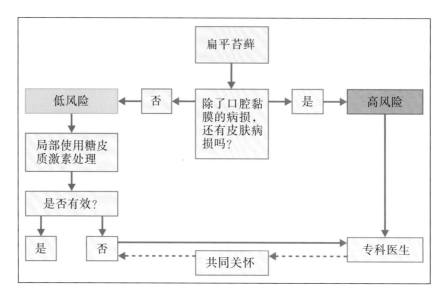

图 39.9　扁平苔藓的治疗

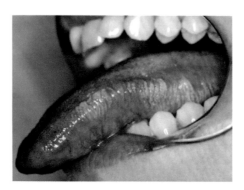

图 39.10　毛状白斑

第40章 唾液腺疾病：唾液腺肿胀和唾液腺增生

人体每日产生 700~1000mL 唾液，大部分来自于腮腺、下颌下腺、舌下腺（主要唾液腺）。

受刺激而产生的唾液，大部分来源于腮腺，剩余部分约 70% 来源于下颌下腺。位于唇部、上腭和其他部位的黏液腺（小唾液腺）主要分泌黏液和免疫球蛋白 A（IgA）。

唾液的功能包括：口腔、咽部和食道的润滑作用，有利于吞咽、语言、消化（淀粉酶），以及抵御感染（主要是 IgA、溶菌酶和唾液富组蛋白）。

进食、咀嚼、心理因素会促进唾液产生，主要由副交感神经控制。

与唾液腺相关的主诉是口干和疼痛。但是流涎和唾液腺肿胀（表 40.1）也需要关注。

唾液腺肿胀

唾液腺肿胀可能是由于：唾液腺导管阻塞（瘢痕或涎石）、炎症（例如涎腺炎、HIV/AIDS、舍格伦综合征、结节病）；肿瘤、结节病、沉积物、药物、其他部位肿瘤的浸润、淋巴结增大。

肿胀的标准化诊断流程如图 40.1 所示；唾液腺疾病的诊断可通过病史、临床检查结合辅助检查，特别是影像学检查（表 40.2）确定。细针穿刺活检（FNA）对确定涎腺肿大是否是由肿瘤、淋巴瘤或反应过程引起有重要的提示作用。唇腺活检有助于诊断舍格伦综合征。

唾液增多（流涎、唾液增多、唾液腺分泌过多、多涎）和流涎

流涎指从口腔中溢出唾液，与唾液分泌增加并不总是相关。

原因：疼痛性病损或口内异物，药物，如抗胆碱酯酶药（杀虫剂和神经性毒剂）；抗精神病药，用于治疗痴呆及重症肌无力的胆碱能兴奋剂；毒素（汞和铊）；还有一些罕见的其他因素（如狂犬病）。

流涎是一种不太常见的主诉症状，其客观体征甚至更加少见。此症状有时是一种感觉，并非真实存在。流涎的原因见框表 40.1。

流涎在健康婴幼儿期是正常的，通常在 18 个月时停止，如果持续到 4 岁以后，则被认为是不正常的。

可能是由于口腔运动功能障碍，口周括约肌缺失，吞咽容量不足（如食道阻塞等原因引起），多涎则更少见（图 40.2）。在患有神经疾患时，流涎是一种常见表现（如阿尔兹默综合征、脑瘫、唐氏综合征、智力障碍、帕金森病、中风、面瘫、假性延髓麻痹或延髓麻痹）。

流涎不仅不雅观（图 40.3）而且会影响语言和进食，常导致功能、社交（图 40.4）、心理和相关临床症状，给患者、家属以及照顾者造成困扰。唾液会污染衣物，并且患者会有慢性口周皮肤感染，影响言语和进食，偶有造成呼吸道及肺部并发症。

诊 断

唾液分泌的绝对定量或口内唾液池的容积测量可以指导治疗。计算每日被污染的围帘数或衣物件数可以得出一个主观的评估。

治 疗

保守治疗、药物治疗、放射治疗或手术。通常采取联合治疗的方法。药物治疗（抗胆碱类药，例如阿托品类药物中的东莨菪碱；或异丙托铵；或肾上腺素能兴奋剂，例如可乐定）可以减少唾液分泌。注射 A 型肉毒杆菌毒素对治疗有积极的帮助。控制持续性流涎的治疗方法包括：使下颌下腺导管分泌的唾液流向口腔后部，导管结扎（主要是腮腺）、腺体切除或神经切除术。

表 40.1　造成涎腺肿大的病因

导管梗阻	感染性	肿瘤	肥大症	沉积物	药物性
结石（涎石病）	放线菌病	唾液腺肿瘤	流涎	淀粉样病	抗高血压类
	逆行性涎腺炎	其他肿瘤	（流涎症）	血色素沉着病	氯已定
黏液栓	淋巴腺炎				细胞毒性药物
其他	米库奇病				碘
	（淋巴上皮病及综合征）				
	放射性涎腺炎				
	复发性腮腺炎				
	肉瘤样病				
	舍格伦综合征				
	结核病				
	病毒性涎腺炎				

表 40.2　用于唾液腺疾病的辅助检查

检测方法	优点	缺点	注释
血液检查	简便	很难检测出局部疾病	可以检测出系统性疾病（如：舍格伦综合征或类风湿性关节炎）
CT	可以同时检测多个腺体	贵，有放射性	有助于检测占位性病变
MRI	可以同时检测多个腺体	贵	有助于检测占位性病变
放射线检查（平片）	下颌咬合片和侧斜位片或曲面断层片可以显示颌下腺结石，软组织后前位片可以显示腮腺结石	放射性	结石有可能非 X 线阻射
唾液腺活检	提供组织病理学结果	侵入性小唾液腺检查可能造成感觉麻痹。大唾液腺检查可能导致面瘫或涎腺瘘	唇部活检操作简单、相对于其他唾液腺（外分泌腺）而言更容易观察到病变。大唾液腺活检在确诊局灶性疾病中有很大作用。已证实细针穿刺活检是有效的
涎腺造影术	—	耗时，粗略检查，不敏感，放射性，可能引起疼痛或涎腺炎	可以帮助预估总体结构破坏，结石或狭窄[a]
唾液量测定（唾液流速）[b]	简便	不准确	有助于临床的快速诊断或排除口干症
闪烁扫描法和放射性唾液流量测定	测量放射性核素吸收[c]放射性唾液流量测定量化性更好	甲状腺可吸收射线，偶尔会被破坏	高吸收（热区）可提示肿瘤，也可显示导管通畅性、腺体血管分布及功能
超声检查	非侵入性，价格便宜	检查者依赖性	使用越来越广泛

a. 将涎腺造影术与 CT 或 MRI 联合检查，在肿瘤的诊断和定位上有很大的优势
b. 非刺激条件下全唾液流量测定（UWSFR）将被采用；流速在 1.5mL/15min 表明唾液量不足。刺激条件下唾液流量检测标准为：将 1mL 10% 的枸橼酸置于舌上，或 2.5mg 毛果芸香碱口内或静脉注射；唾液流速 <1mL/min 通常被认为是唾液分泌功能低下
c. 通常使用高锝酸盐

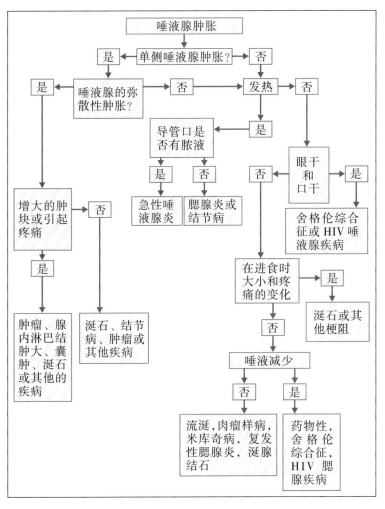

图 40.1 唾液腺肿胀的诊断

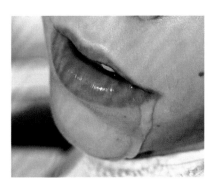

图 40.3 学习障碍患者的流涎

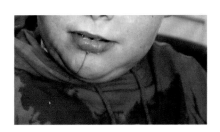

图 40.4 流涎会引起患者的社会问题

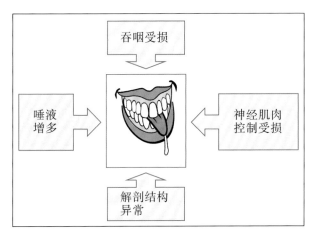

图 40.2 流涎的原因

框表 40.1 造成唾液增多的原因
心理因素（通常）
口内疼痛性病损
药物或中毒
口腔内有异物
神经肌肉协调性差
其他

第41章　唾液腺疾病：口干症

口干症（口腔干燥，唾液减少）是一种常见主诉，但是口干症的客观诊断依据并不明确，有时更多的是一种主观感觉而并非真实存在。口干症的原因有①医源性：抗胆碱酯酶或拟交感神经药，如三环素抗抑郁剂，吩噻嗪和抗组胺药；唾液腺的放射治疗包括[131]碘的偶然使用；细胞毒性药物或移植物抗宿主病；②非医源性：脱水，如未受控制的糖尿病；舍格伦综合征；结节病；HIV，偶见的囊肿性纤维化或唾液腺发育不全（表41.1）。涎腺肿大，涎石病或单个腺体的摘除一般不引起口干症。

口干症的并发症包括：龋齿，念珠菌病和进行性涎腺炎。

诊　断
口干症可出现下列情况：

- 吞咽干性食物困难（饼干）
- 说话和吞咽时难以控制义齿
- 味觉功能减退
- 炎症性疼痛
- 疼痛，由唇炎（图41.1）、口腔念珠菌病（图41.2）、口角炎（图41.3）引起。
- 龋齿（图41.4）
- 涎腺炎
- 患者意识到口干
- 由于舌易于腭部粘连
- 说话出现停顿。黏膜易于粘在口镜上
- 口腔干燥、光滑；舌呈典型分叶状，常为红色，表面乳头萎缩
- 口底缺乏唾液池
- 泡沫状唾液，可拉丝（图41.5）

唾液腺分泌速率可以证实口干症及其程度。在无刺激条件下，规定时间内将患者的唾液收集于一个无菌容器中，是测定唾液量的最理想方式。唾液量少于1.5mL/15min，认为唾液腺功能低下。用10%的柠檬酸刺激后腮腺的分泌量也可进行客观测量，将导管杯（lashley or carlsson-crittenden）置于腮腺导管开口处；或插入腮腺导管内，但此法并无优势。量少于1.0mL/min则可认为唾液腺功能低下。

治　疗
目前认为是最明智的方法让口干症患者进食含水分多的食物，避免以下因素：

- 干燥的食物，如饼干
- 可能引起口干的药物，如：
  - 三环抗抑郁药
  - 饮酒
  - 吸烟

唾液替代品（口腔湿润剂）可以帮助缓解症状（图41.6），各种各样的唾液替代品可能包括：

- 水
- 甲基纤维素
- 黏蛋白；人工唾液；
- 可通过以下方法刺激唾液分泌：
  咀嚼口香糖（含山梨醇而非蔗糖）
  糖尿病者甜味剂

胆碱能药物可刺激涎腺（催涎剂），如毛果芸香碱和西维美林；这类药物必须在专业医师指导下服用，会有相应的副作用包括：心动过缓、出汗、促排尿。

嘴唇应涂布凡士林保护。应预防、治疗的口干症的并发症包括：

口腔龋病
控制饮食中蔗糖的摄入量。

日常使用氟化物（1%氟化钠，0.04%氟化亚锡凝胶）和再矿化酪蛋白磷酸肽－磷酸钙制剂。

念珠菌病

夜间应取下义齿并存放在次氯酸钠溶液或洗必泰中一段时间。

戴义齿前应将抗真菌药物，如咪康唑凝胶、两性霉素、制菌霉素软膏涂布在义齿上。局部应用抗真菌类药物，如两性霉素、制菌霉素混悬液或锭剂。氟康唑有较好的临床治疗效果。

细菌性涎腺炎

急性涎腺炎需要应用抗生素，如阿莫西林克拉维酸或氟氯西林。

表 41.1 口干症的原因

医源性		疾病	
药物	抗胆碱类药	炎症性	舍格伦综合征
	或拟交感神经作用类药		结节病
治疗	放疗	感染性	HIV 感染
	化疗		HCV 感染
	骨髓移植		HTLV-1 感染
	移植物抗宿主疾病		其他类感染
		其他影响唾液腺的疾病	淀粉样变或其他沉积性病变
			囊肿型纤维化
			自主神经异常
			外胚层发育不良
			唾液腺发育不全
		脱水	慢性肾病
			尿崩症
			糖尿病
			腹泻和呕吐
			甲状旁腺功能亢进
			严重出血
		精神性因素	焦虑状态
			神经性厌食
			抑郁症
			疑病症

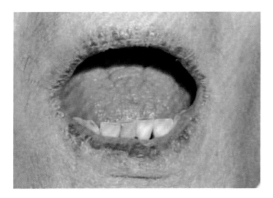

图 41.1 口干症：唇炎

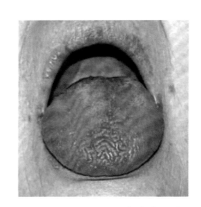

图 41.2 口干症：念珠菌感染

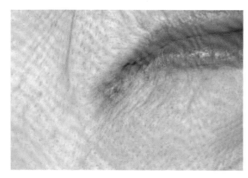

图 41.3 口干症：口角炎

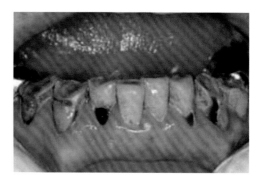

图 41.4 口干症：龋齿

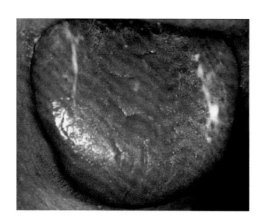

图 41.5 泡沫样唾液

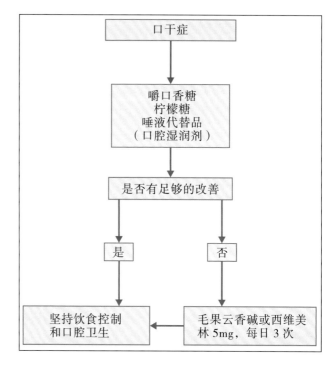

图 41.6 口干症的治疗

第 42 章　唾液腺疾病：舍格伦综合征

定义：口干（唾液减少）、眼干（干燥性角结膜炎）的联合表现。

患病率：少见。

好发年龄：老年人。

易患病性别：女 > 男。

发病机制：通过对抗 α – 胞衬蛋白间接破坏涎腺、泪腺及其他外分泌腺的淋巴细胞介导的唾液腺、泪腺及其他外分泌腺破坏。

涉及的因子有肿瘤坏死因子、干扰素和 B 细胞活化因子。病毒性因素可能为人类反转录病毒 5，以及遗传易感性。舍格伦综合征可能与 HIV、EBV、HCV 或幽门螺杆菌感染，抗移植物排斥反应有关（图 42.1）。

最常见的是继发型舍格伦综合征（SS-2），伴有眼干，口干及自身免疫疾病 – 通常为原发性胆汁性肝硬化或是相关结缔组织病如类风湿性关节病（图 42.2）

没有全身性自身免疫疾病的被称为原发型舍格伦综合征（SS-1 或干燥综合征）（图 42.3）。

诊断要点

病　史

口腔：

• 口干症及其并发症

• 唾液腺肿胀

口外：眼部症状（如摩擦感、疼痛感、干燥、视野模糊、不适）和雷诺综合征（阵发性血管痉挛导致手指和脚趾血管收缩，引起皮肤苍白、疼痛），乏力和上皮炎对其他器官的影响（肾、血管、肝、胰腺、肺、脑）和免疫复合物疾病表现（关节炎、关节痛、紫癜、皮疹、神经病变、低 C4）。

临床表现

口腔：口干，表现如下：

• 说话停顿

• 黏膜有黏附在口镜上的趋势

• 口腔黏膜干燥，光滑（图 42.4）舌部出现裂纹，伴舌乳头萎缩（图 42.5）

• 口底缺少唾液池

• 泡沫状唾液

• 三叉神经或面神经也可能受累及

• 念珠菌病引起口腔黏膜出现疼痛，发红及口角炎。牙齿发生严重且难以控制的龋坏。逆行性化脓性涎腺炎很危险。

腺体肿大比较常见（图 42.6），偶尔体积巨大，被认为与淋巴结病相关 – 假性淋巴瘤。

口外：皮肤、鼻腔、阴道、眼睛干涩和泪腺肿大，及腺体以外的一些表现（图 42.7）。

诊断主要根据病史和临床检查：

眼睛检查：

• 眼泪

• 施墨试验，5min 内浸湿长度小于 5mm 提示舍格伦综合征

• 泪膜破裂时间减少

• 眼损伤

• 1% 孟加拉红，裂隙灯观察

• 采用 Van Bijsterveld 计分法

有效的辅助检查包括（图 42.8）：

• 血清自身抗体，尤其是抗核抗体（ANA），如抗 SS-A(Ro), SS-B(La) 和类风湿因子（RF）。SS-A 可在许多自身免疫性疾病中检出（如系统性红斑狼疮和原发性胆汁性肝硬化），包含 SS-2。相反，SS-B 多与 SS-1 相关（表 42.1）

• 红细胞沉降率升高（ESR），C 反应蛋白（CRP）或血浆黏稠度增高。

• 唇腺活检（图 42.9，表 42.2）

• 唾液流量测定：量减少

鉴别诊断：与其他原因导致的口干相鉴别。

诊断标准见表 42.2，也可参考第 41 章。

治 疗

眼科的建议表明人工泪液和人工唾液具有较好的辅助作用。应请眼科医师会诊。药物控制自身免疫性疾病（环孢素，抗细胞因子单克隆抗体和抗 B 细胞单克隆抗体抗 CD20 和 CD22 的抗 B 细胞单克隆抗体）仅在实验阶段。

预 后

死亡率低，但不到 5% 的患者可以发展为淋巴恶性肿瘤，特别是伴有重度 SS、紫癜、低 C4 和混合单克隆冷球蛋白血症的患者。

表 42.1 舍格伦综合征：血清中主要存在的自身抗体

自身抗体	SS-1	SS-2
SS-A	+	++
SS-B	++	+
RF	++	+++

表 42.2 舍格伦综合征诊断标准（美国 – 欧洲）

I 眼部症状	下述三个问题至少有 1 个阳性	（1）你每日是否感到令人厌烦的眼干并持续 3 个月以上？ （2）你是否经常感觉有细沙样摩擦感？ （3）你是否每天使用人工泪液滴眼在 3 次以上？
II 口腔症状	下述三个问题至少有一个阳性	（1）你是否感到每日口干，时间持续 3 个月以上？ （2）成年后，你是否反复发作涎腺肿胀或持续不消？ （3）你是否需要饮水以帮助吞咽干性食物？
III 眼检查征象	定义：以下 2 个检查至少有一项为阳性即表明眼受侵害	（1）Schirmer 实验，<5mm/5min （2）二碘伊红评分或其他眼部染色剂评分（依据 VanBijsterveld 计分法 ≥ 4）
IV 组织病理学表现	小涎腺组织中（外表正常的黏膜组织）	由病理专家得出的结论为局灶性淋巴细胞性唾液腺炎，灶性指数 >1，灶性指数定义为淋巴细胞灶的数量（4mm^2 腺体组织内至少包含 50 个淋巴细胞者为一个灶，邻近外观正常的黏液腺泡）
V 涎腺受累表现	来自涎腺组织的客观证据，以下三个检查至少 1 个呈阳性表现	（1）非刺激条件下全唾液流量 ≤ 1.5ml/15min （2）腮腺造影显示导管扩张（点状、腔状或破坏状），未见主导管阻塞 （3）唾液腺闪烁扫描显示延迟吸收，浓度降低和（或）示踪剂排空延迟
VI 抗体	血清中抗体至少存在下述一项	抗 Ro（SS-A）抗体或抗 La（SS-B）抗体，或两者皆有

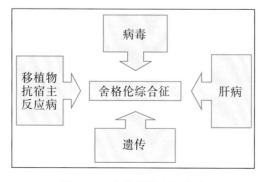

图 42.1 舍格伦综合征的病因

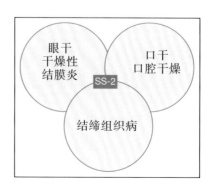

图 42.2 继发性舍格伦综合征

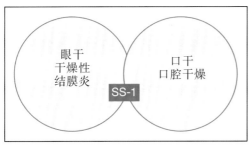

图 42.3　原发性舍格伦综合征

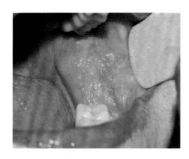

图 42.4　口干

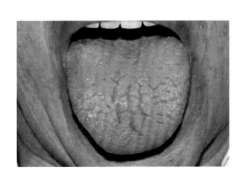

图 42.5　口干

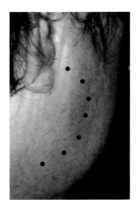

图 42.6　SS 患者的唾液腺肿胀

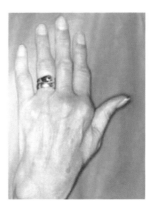

图 42.7　SS 患者类风湿
关节炎导致手畸形

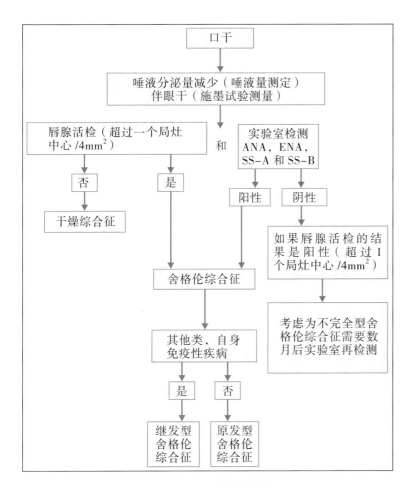

图 42.8　SS 诊断流程

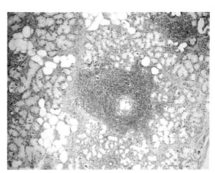

图 42.9　舍格伦综合征淋巴细胞浸润

第43章　唾液腺疾病：涎石病，涎腺炎

涎石病

定义：结石，常见于唾液腺导管。

患病率（大约）：不常见。

发病年龄：老年人。

易患病性别：男性＝女性。

发病机制：唾液滞留。

诊断要点

病 史

口腔：无症状，或进食时疼痛，肿胀。

临床表现

口腔：涎腺结石（涎石病）。

• 通常累及下颌下腺导管（图43.1a、b）

• 通常为黄色或白色，并且有时能在导管内看到

　• 也可能被触摸到

　• 通常X线阻射

结石很少发生在腮腺，有特征性透射现象，在小涎腺罕见。结石可以引起涎腺炎。

鉴别诊断：其他原因引起的腺体肿胀。

影像：必要时可行涎腺造影（图5.8）。

治 疗

手术、内窥镜或震波碎石术去除阻塞。

预 后

良好。

涎腺炎

涎腺炎可能由多种病因导致（图43.2）

急性病毒性涎腺炎（腮腺炎）

定义：涎腺的急性病毒感染。

患病率（大约）：常见。

发病年龄：儿童。

易患病性别：男性＝女性。

发病机制：通常感染腮腺炎病毒（RNA副黏病毒属）。流行性腮腺炎通过直接接触或飞沫传播。

其他病毒（如柯萨奇病毒，ECHO，EBV，CMV，HCV或HIV）可引起类似综合征但比较罕见。

诊断要点

病 史

口腔：肿大的涎腺。

口外：头痛，全身乏力，厌食。

临床表现：在临床症状出现以前，会经过2~3周潜伏期，并且处于亚临床状态的患者可达到30%。

口腔：腮腺炎和牙关紧闭。双侧腮腺肿大、疼痛急性发作，尽管在早期阶段仅有一侧腺体受累及（图43.3）。也可能发生在颌下腺。

• 受累腺体的表面皮肤表现正常，唾液性状亦正常，这些特点可与急性细菌性涎腺炎相鉴别

• 口外：有可能包括发热、睾丸炎、卵巢炎，继发发不孕不育较罕见

　• 胰腺炎

　• 脑膜炎或脑膜脑炎

　• 耳聋：罕见但很严重

结合临床一般不难做出诊断，但如需确诊，急性期患者血清中抗体滴度要高于恢复期4倍（患病3周以后）；血清淀粉酶、脂酶或流行性腮腺炎病毒PCR或巢式PCR会有明显增高。

治 疗

流行性腮腺炎在许多国家都属于法定传染病（当地权威的相关部门应做记录）。

目前没有特异性抗病毒药应用于临床。主要采取对症治疗。MMR 疫苗可以对抗流行性腮腺炎、麻疹和风疹。

预 后

良好。

急性细菌性逆行性涎腺炎

定义：由于口腔中的细菌逆行感染。引起的涎腺炎。

患病率（大约）：少见。

好发年龄：老年人。

易患病性别：男性 = 女性。

发病机制：在逆行性唾液腺炎中最常分离的病原体是草绿色链球菌（Streptococcus viridans）和金黄色葡萄球菌（常耐青霉素）。

腮腺最易被侵犯并且最常见于：

• 头颈部放射治疗后

• 舍格伦综合征

• 偶尔发生于胃肠手术之后，由于口腔脱水和干燥。

健康的患者中较少发生，当它发生时通常是由于唾液腺异常，例如：结石、黏液堵塞和导管狭窄。

诊断特点

病 史

口腔：疼痛明显的唾液腺肿胀。

口外：牙关紧闭（阳性或阴性），淋巴结炎和发热。

临床症状

口腔：急性腮腺炎典型表现：

• 只有一个腺体的疼痛和肿胀

• 表面皮肤可能发红

• 腮腺导管口有脓液或乳状液体溢出（图43.4）

• 牙关紧闭

如感染局限形成腮腺脓肿，它可能通过腮腺皮肤排脓，很少通过外耳道排脓。

口外的：颈部淋巴结肿大，发热。

鉴别诊断

依据临床表现基本上可以诊断，但是脓液应送药敏试验。

治 疗

• 镇痛和及时使用阿莫西林治疗（氟氯西林或克拉维酸），如果是葡萄球菌感染，且患者对青霉素不过敏，可以应用克拉维酸盐。如果患者对青霉素过敏，可采用红霉素或阿奇霉素

• 有波动感的地方需要外科引流

• 补液

可以通过咀嚼口香糖或催涎剂促进唾液分泌。

预 后

良好。

慢性细菌性涎腺炎

定义：慢性唾液腺感染。

患病率（大约）：很少。

好发年龄：老年人。

易患病性别：男性 = 女性。

发病机制：可能发生于唾液腺结石形成后或者急性唾液腺炎，特别是在不适当的应用抗生素后，或者致病因素没有消除。当唾液流出长期受阻时，浆液性腺泡萎缩，进一步减少唾液分泌。

诊断要点

病 史

口腔：感染腺体慢性肿胀。

临床症状

口内：单个腺体肿胀，变硬，涎腺逐渐丧失柔韧度。

口外：无其他系统的感染症状。

鉴别诊断：结石、肿瘤。

诊断依据：临床症状和影像学检查（辅助X线、MRI、超声）

治 疗

外科手术

预 后

良好。

涎腺炎：儿童复发性腮腺炎

定义：儿童时期反复发作的腮腺炎和涎腺炎，涎管造影术显示导管扩张。

患病率（估计）：不常见。

好发年龄：学龄前儿童。

易患病性别：男＞女。

发病机制：先天或自身免疫性导管缺陷。

诊断特点

病　史

口腔：轻微疼痛。间断性单侧腺体肿胀，持续不到 3 周自行恢复。对侧可同时或交替出现症状。

口外：偶有发热。

临床特点

口腔：腮腺肿大。

鉴别诊断：舍格伦综合征。

诊断主要是根据临床特征，但是血清中抗 SS–A 和 SS–B 自身抗体的检测可以排除舍格伦综合征。可以通过超声、CT 或涎腺造影显示导管扩张来确诊复发性腮腺炎。

治　疗

发作期使用催涎剂，按摩腺体，导管探查有助于导管冲洗。不需要特殊治疗。抗生素和激素效果有限，一般不采用手术治疗。

预　后

通常在青春期缓解。

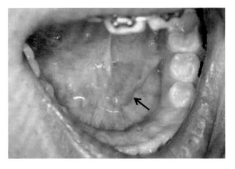

图 43.1a　涎石病（颌下腺导管堵塞引起肿胀）

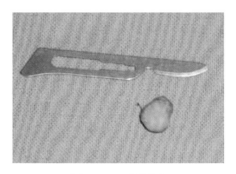

图 43.1b　涎石病

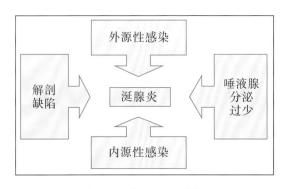

图 43.2　涎腺炎：病因

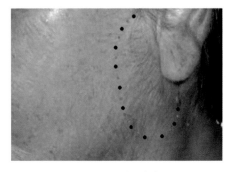

图 43.3　涎腺炎

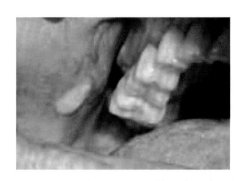

图 43.4　涎腺炎显示腮腺导管口有脓液溢出

第44章　唾液腺疾病：肿瘤

定义：发生于大小唾液腺的肿瘤，有可能是良性，也可能是恶性。

患病率（大约）：1/100 000。

易患病年龄：老年人。

易患病性别：良性肿瘤，女性＞男性；恶性肿瘤男＝女。

发病机制：有可能与乳腺癌相关。辐射可能与某些肿瘤相关，但是移动（手机）电话电磁场是否增加患瘤风险尚未得到证实。

其他危险因素包括吸烟对沃辛瘤的影响。EB病毒在某些肿瘤中的影响（图44.1），HIV/AIDS和长期处在木粉尘中的职业暴露。

发病机制涉及p53肿瘤抑制基因和致癌基因。例如，唾液腺多形性腺瘤（PSAs）通常发生位于12号染色体上的等位基因 HMGIC（高迁移率蛋白IC同种型IC—控制细胞增殖和发育）的丢失，及位于8号染色体上等位基因的改变，如 PLAG1（多形性腺瘤基因1）。高表达的一氧化氮合酶和血管上皮生长因子(VEGF)与肿瘤的分期、大小、侵袭、复发、转移、不良预后和浸润等等有密切联系。

诊断要点

病　史

口腔：无症状或肿胀和（或）疼痛。腺体缓慢增大提示为一个良性过程。疼痛或面神经麻痹提示恶性可能。

临床特点：任何唾液腺的肿胀，特别是局限性，质地坚韧，考虑为肿瘤。

发生于大唾液腺的肿瘤主要特点为：

• 呈现单侧肿胀

• 好发于腮腺（图44.2）

• 多为良性

• 多形性腺瘤和 Warthin 瘤多发

"九个规则"是指十个肿瘤中有九个影响腮腺，十个中有九个是良性，十个中有九个是多形性腺瘤。

口腔内的小涎腺肿瘤较大唾液腺少见，但恶性可能更高，它们多为：

• PSAs（然而腺样囊性癌和黏液表皮样癌更常见于口腔内小唾液腺）

• 单侧

• 多发于腭部后份，固定，界限清楚，光滑肿胀（图44.3），偶尔出现在颊部黏膜、上唇，极少出现在舌部或者下唇

大多数肿瘤位于：

• 腮腺：多形性腺瘤且为良性

• 唇部：上唇且为良性（PSAs 或管状腺瘤）

• 颌下腺：PSAs 且为良性，但有一半为恶性

• 舌下腺：恶性

舌：恶性，特别是腺样囊性癌

良性肿瘤（腺瘤）

混合瘤（PSA）具有以下特征：

• 最常见肿瘤

• 多为单发

• 多生长缓慢

• 表面覆盖正常的皮肤或黏膜，分叶状，橡胶状肿胀，口腔内则为浅蓝色的外观

• 如果在腮腺则与面神经关系密切，不完全包绕面神经

组织病理学：显示混合的上皮和间叶细胞成分，后者通常具有黏液纤维的外观和有时软骨样分化（图44.4）。

沃辛瘤是第二常见的肿瘤，几乎全部发生于腮腺，10%双侧发作，多见于男性。

通常，它是在腺体末端且具有包膜，平滑，圆形病变，有多个相通的囊腔。它是由表面覆

盖上皮的淋巴组织构成的良性单型性肿瘤。（腺淋巴瘤；乳头状囊腺瘤淋巴瘤）。

管状腺瘤通常见于年长女性，95％发生在上唇，其他发生在颊黏膜。它包含具有嗜碱细胞核的柱状条索或立方状细胞。

嗜酸性细胞瘤（嗜酸性腺瘤）是一种罕见的肿瘤，仅发现于腮腺，且多为老年患者。

恶性肿瘤

恶性肿瘤恶性程度不一，并且大多数发生晚期转移（图44.5），包括：

黏液表皮样癌：最常见肿瘤之一，通常生长缓慢，低度恶性。表现为无痛，生长缓慢的硬块。没有包膜，含有鳞状细胞，分泌黏液细胞和中间细胞，低度恶度的肿瘤预后良好，恶性程度高的肿瘤预后不良。

腺样囊性癌（圆柱瘤）：生长缓慢，恶性，浸润周围神经，主要发生远处转移，极少发生局部淋巴转移。它有一个"瑞士奶酪"的组织病理学外观（图44.6）。

低度恶性多形性癌：生长缓慢，恶性，可见于老年女性患者的小唾液腺，很少转移。

腺泡细胞癌：少见且低度恶性。

癌在多形性腺瘤中：少见。

唾液腺导管癌：少见，好发于腮腺，具有侵袭性，预后不佳。

鉴别诊断：由其他原因造成的唾液腺肿胀。早期诊断可提高治疗效果。

MRI、CT和超声是最常用的检查手段。钆增强动态MRI可以区分PSA和沃辛瘤与恶性肿瘤。

F-18氟脱氧葡萄糖（FDG）-PET（正电子发射计算机断层显像）可以检测淋巴结和远处转移。当与CT结合使用时效果更好。

Tc-99m（锝-99m）高锝酸盐闪烁扫描可通过肿瘤大小与锝-99m摄取量间的相互关系来辅助诊断腺淋巴瘤（Warthin瘤）。

唾液分析仪可能显示明显的充盈缺陷或腺体位移。

在超声或CT引导下，术前行细针吸取活检和粗针活检（更大的针头）对大唾液腺非常有效（图44.7），有很高的检出率，特别是在颌下腺。

最可靠的诊断方式是通过手术行病理学检查，常常在确定性手术中实施。

治疗

腮腺良性肿瘤：腮腺浅叶切除，必要时行腮腺全切术。恶性肿瘤：广泛切除并辅助放疗。

特别注意避免面神经损伤。

预后

取决于肿瘤类型，位置和治疗。

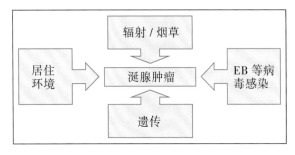

图44.1　涎腺肿瘤；病因学

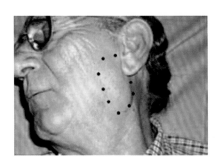

图44.2　涎腺多形性腺瘤

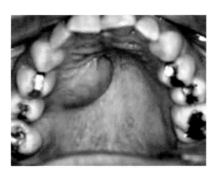

图 44.3　涎腺多形性腺瘤

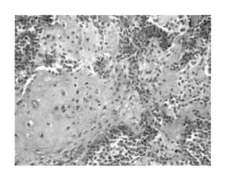

图 44.4　涎腺多形性腺瘤（组织病理学）

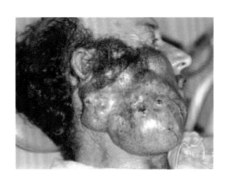

图 44.5　巨大的恶性多形性腺瘤

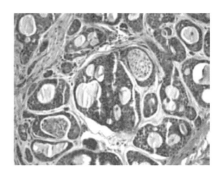

图 44.6　腺样囊性癌侵犯周围神经

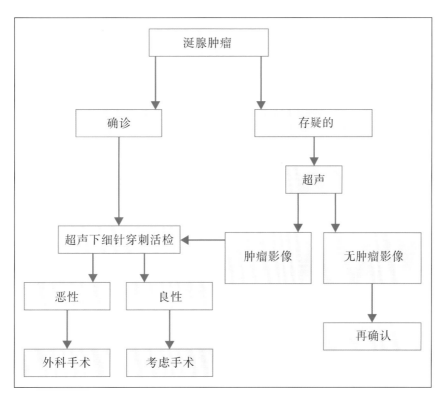

图 44.7　涎腺肿瘤的诊断，超声下细针穿刺活检

第45章 唾液腺疾病：黏液囊肿，涎腺肿大

黏液囊肿（黏液外渗现象）

定义：含黏液的囊肿。

患病率：常见。

好发年龄：儿童及青年。

易患病性别：男＞女。

发病机制：大多数黏液囊肿为导管破裂黏液外溢（90%~95%）。

多见于下唇黏膜，可能是由于唇咬伤造成的，或由小唾液腺导管破裂导致黏液外溢至固有层造成的。

偶有：黏液囊肿是黏液潴留性囊肿，黏液潴留在腺体或导管；多见于上唇及舌下腺（舌下囊肿）。

罕见：黏液外溢至上皮内或上皮下，即浅表黏液囊肿，多见于扁平苔藓；腭部病损最为常见。

多发性淋巴上皮囊肿多发生在大唾液腺中，可见于 HIV 患者的舌侧缘及舌底。

诊断特点

病　史

口腔：单个、无痛、半球形、半透明、浅蓝色丘疹或者小结节，易破裂释放咸的黏液，但经常复发。

临床表现

口腔：多为单个，有波动感的半球形，半透明浅蓝色肿胀，丘疹或者结节，大部分在下唇，有时在颊黏膜，腭部或者舌腹，口底等（图45.1~图45.4）。

直径范围在1~10mm，直径也有可能更大。

鉴别诊断：与发生囊性变的唾液腺肿瘤，特别是发生于上唇部的肿瘤相鉴别，在囊肿病高发地区应与囊虫病（绦虫病）相鉴别。

辅助检查

活检 / 组织病理学：黏液从破裂导管溢出到组织引起急性炎症反应，包括血管充血、纤维蛋白渗出及肉芽组织形成（图45.5）。

起初病变较弥散，可无明显的镜下改变，仅表现为急性炎症病损或仅仅表现为肉芽组织。然而，高倍镜下可观察到泡沫状巨噬细胞，为吞噬了黏液的巨噬细胞。

晚期，周围组织感染（炎症）减轻，黏液囊肿被纤维所包绕。囊壁排列着含有囊液的巨噬细胞，其中部分的外形类似上皮细胞。一些黏液囊肿较表浅，形成上皮下疱或上皮内疱，显微镜下易被误认为是疱性病变，比如黏膜类天疱疮和寻常型天疱疮。

黏液囊肿和潴留性黏液囊肿在临床表现和显微镜下均有不同，潴留性黏液囊肿无炎症反应，有圆柱状或分层的薄的上皮衬里。仔细检查病变非常重要，因为唾液腺肿瘤，无论是良性还是恶性，都可以显现出有诊断意义的囊肿成分。肿瘤仅有小范围囊壁增厚，这一点容易忽视。因此，非常有必要检查全部标本样品，而不是仅仅假设病变是一个囊肿。

治　疗

如果无症状且范围小，予以观察。

囊肿可手术切除。但通过单独冻融循环或硬化剂行冷冻手术效果也较好（但随后组织结构会消失）

预　后

预后较好，复发较罕见，若损坏的腺体存留则可能复发。

涎腺肿大

定义：双侧，对称性无痛性腺体肿大。

患病率：不常见。

好发年龄：成人。

易患病性别：男 > 女。

发病机制：调节唾液腺分泌的自主神经异常为主要原因。

主要病因包括（图45.6）：

酗酒：肆意酗酒，伴或不伴有肝硬化。

内分泌疾病：糖尿病、肢端肥大症、甲状腺疾病、怀孕。

营养障碍：神经性厌食症、暴食症、囊性纤维化伴营养不良。

药物：拟交感神经能药，比如异丙肾上腺素。

诊断特点

病　史

口腔：持久无痛性腺体肿大。

口外因素：由病因决定。

临床特点

口腔：腺体肿大，软，无痛，且多为双侧（多为腮腺）无口腔干燥，无牙关紧闭（图45.7）

口外：无发热

鉴别诊断：舍格伦综合征、结节病、良性淋巴上皮病、涎腺炎、肿瘤、沉积物。

辅助检查

涎腺肿大病的诊断是一种排除性诊断，主要基于其病史和临床检查。

腺体功能正常：MRI（图45.8）、涎管造影术、超声通常显示增大但正常的腺体，腺体活检基本无阳性指征（图45.9）。

唾液化学分析检测：可显示钙、钾水平增高，但在其他原因导致的唾液腺肿胀中无此表现。血液检验显示血糖升高，可能有激素水平升高，或者出现肝功能异常可能提示有其他的潜在性疾病。

治　疗

无特殊治疗办法，但当危险因素减少，如戒烟戒酒，控制血糖，纠正不良饮食习惯，涎腺肿大症会缓解。

预　后

好。

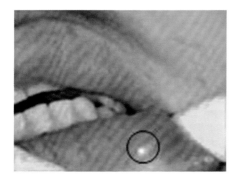

图45.1　黏液囊肿

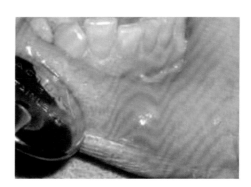

图45.2　黏液囊肿

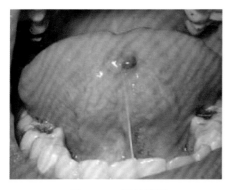

图45.3　黏液囊肿

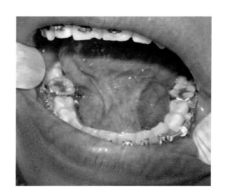

图45.4　黏液囊肿（舌下）

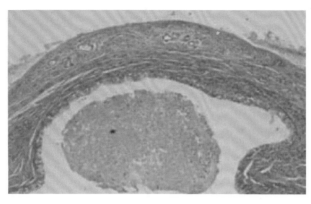

图 45.5　小唾液腺潴留囊肿

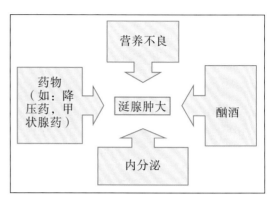

图 45.6　涎腺肿大：病因

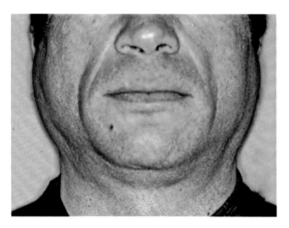

图 45.7　酗酒引起的涎腺肿大

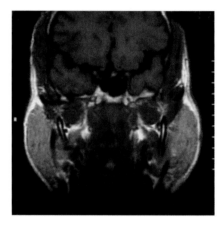

图 45.8　MRI 在涎腺肿大中的应用

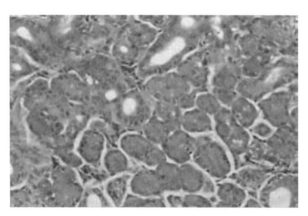

图 45.9　组织病理显示涎腺肿大可表现为有腺泡肥大

第46章 颈部包块

颈部的弥漫性肿胀

颈部的弥漫性肿胀通常出现于颈部淋巴结，有时也出现在其他部位（表46.1）。

颈部大约有300个淋巴结（大约占全身淋巴结总数的1/3）。淋巴结病特指"淋巴结的疾病"，通常被描述为"淋巴结肿大或肿胀"；局部通常出现病理性的脓液引流（表46.2），通常由感染引起，此时用"淋巴结炎"表述更为确切，但有时是由于恶性肿瘤或其他疾病导致（图46.1）。

颈部淋巴结病

淋巴结炎是颈部淋巴结病及颈部肿胀的最常见原因（图46.2）。

感　染

单独的颈部淋巴结炎通常是由对感染原的免疫反应引起。结节通常固定，不连续，质软，但活动度尚可。通常在引流区域可以找到致病因素（表46.2）。任何细菌感染，如牙脓肿，冠周炎，鼻窦炎或鼻脓肿都可成为病因，也可由病毒或其他部位的感染引起。偶尔即使经过仔细检查也找不到明确的感染源。例如儿童（特别是非洲的儿童）在没有明显的感染性创口的情况下，偶尔会感染金黄色葡萄球菌性淋巴结炎，此病常在颌下淋巴结发生。这种类型的感染应该用抗生素进行治疗，常使用的是氟氯西林或阿莫西林或克拉维酸。如果病灶出脓头，引流是必需的。这种类似的症状也可能由分枝杆菌引起。颈部分枝杆菌淋巴结炎（淋巴结核）（图46.3）可以加重并发展成全身结核（TB）或颈部结核病灶的表现。全身结核性淋巴结炎在发展中国家或腹膜透析的患者中比较常见。单一的或多个无痛性肿块大部分发生在颈后部，但锁骨上区也可出现。颈部淋巴结病在诊断和治疗上仍具有挑战性，因为它与其他疾病病理过程相似，但体格检查和实验室检查结果有差别。

完整的病史、体格检查、结核菌素试验、抗酸杆菌染色及影像学检查是有指导意义的。颈部淋巴结细针抽吸活检是最可靠的诊断方法。只有少部分患者胸片检查，结核菌素皮肤试验或分枝杆菌染色试验具有阳性结果。区分结核性和非结核性的分枝杆菌性颈部淋巴结炎是非常重要的，因为结核性淋巴结炎最好要接受系统性抗结核治疗，而分枝杆菌感染需要接受的是局部的抗感染治疗，而且通常要接受外科手术治疗。

梅毒和布鲁氏菌病也会导致颈部淋巴结病。面部或头部由猫抓病有可能导致亨氏巴尔通氏体和克莱里季体（bartonella clarridgeiae）的感染，造成淋巴结炎。

病毒性上呼吸道感染（如：普通感冒或扁桃体炎）或口腔感染（如那些容易造成口腔溃疡的疾病）是造成颈部淋巴结炎的常见病因。寄生虫感染是很少见的，但是弓形虫感染将有可能导致颈后淋巴结病。

恶性疾病

当引流区域或转移灶出现因恶性肿瘤的导致的淋巴结反应性增生或转移性浸润时，可产生孤立肿大的淋巴结（图46.4a、b）。出现在单个淋巴结的恶性疾病将会导致淋巴结肿大、质地变硬，并且会导致淋巴结和周围组织发生粘连（固定）；淋巴结有可能是聚集的，甚至一些晚期患者的淋巴结表面皮肤会发生溃烂。

容易转移至颈部淋巴结的恶性肿瘤如下：
口腔、咽部和窦腔的恶性肿瘤。

扁桃体癌：隐匿的颈部淋巴结转移可能是由扁桃体癌所引起的，而这经常被忽视。盲目的扁桃体活检有可能会激活潜伏的原发性恶性肿瘤。

鼻咽癌和鼻癌：无明显临床表征的口咽癌很有可能是颈部淋巴结未知来源恶性肿瘤转移的病因。偶然的鼻咽部活检，尤其是对咽隐窝的活检有可能揭示潜伏的恶性肿瘤。

甲状腺肿瘤。

唾液腺肿瘤。

皮肤肿瘤。

其他的转移性肿瘤（淋巴结来源或其他）。

在儿童中有超过 25% 的恶性肿瘤发生在头颈部，并且颈部的淋巴结是最容易出现症状。

超声引导下的细针穿刺活检将会有助于诊断（图 46.5a、b）。

原因不明的淋巴结病

在没有明显诱因的情况下，儿童有时会出现颈部淋巴结肿大，甚至是全身性的淋巴结肿大。成人有时也会患有此种淋巴结疾病，但通常会存在相关的潜在恶性疾病诱因。有一项研究表明，在人群中不明原因的淋巴结肿大的年发病率在 0.6%。尽管如此，也应努力找出淋巴结肿大的具体原因。

弥散性颈部肿块

此疾病的病因一般包括感染，积液（如：水肿、血肿）或外科手术引起的肺气肿（特别是在使用牙科高速涡轮空气钻和三用气枪的时候意外将空气释放到组织），或是恶性肿瘤的转移。

表 46.1　颈部包块的主要原因

淋巴结	皮肤，肌肉或其他软组织	甲状腺	唾液腺	其他组织
结缔组织疾病	任何类型的软组织感染，囊肿	异位甲状腺	参见表 40.1	鳃裂囊肿
药物如（苯妥英）	或肿瘤			
肉芽肿疾病	皮样囊肿	甲状舌管囊肿		颈动脉瘤
感染	血肿	甲状腺肿瘤或甲状腺肿		动脉瘤
肿瘤	感染			囊性水瘤
	水肿			咽囊
	潜突型舌下囊肿			
	外科性肺气肿			

表 46.2　颈部淋巴结及其引流区域

颈部淋巴结	主要的引流区域
颏下淋巴结	下唇、口底、牙齿、舌下唾液腺、舌尖、颊
颌下淋巴结	舌、颌下腺、唇和口内
颈内静脉二腹肌淋巴结（扁桃体）	舌、扁桃体、耳廓、腮腺
颈后淋巴结	头颈部、颈部和腋下淋巴结
枕骨下淋巴结	头皮和头部
耳前淋巴结	眼睑、结膜、颞区，耳廓
耳后淋巴结	外耳道、耳廓、头皮

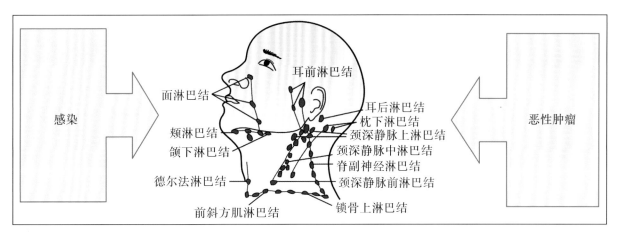

图46.1　颈部淋巴结病：主要病因

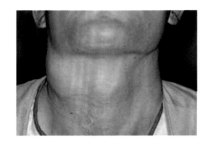

图46.2　淋巴结转移

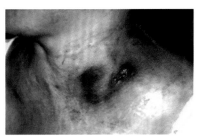

图46.3　淋巴结核（自发引流）

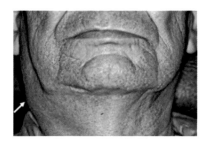

图46.4a　淋巴结转移

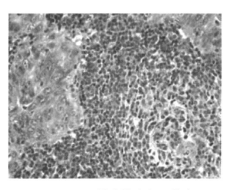

图46.4b　鳞癌转移（40倍）

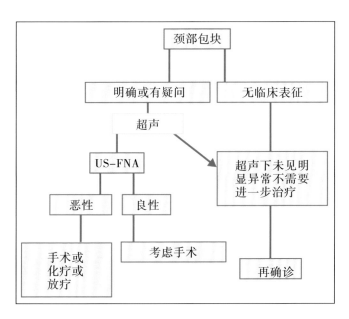

图46.5a　颈部肿块诊断，US-FNA（超声引导下甲状腺细针抽吸细胞学检查，超声下细针穿刺活检）

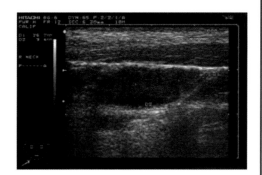

图46.5b　超声可见一个大的颈内静脉二腹肌淋巴结，由 J. Brown，C. Scully and Private Dentistry 提供

第47章　颈部肿胀：广泛性淋巴结病中的颈部淋巴结病

当有两个或更多的淋巴结群增大时，应称为"广泛性淋巴结病"。通常是由于损害波及了淋巴网状内皮细胞系统（如肝脏、脾脏和腋下淋巴结、腹股沟、肺门区域、腹壁）而导致疾病（图 47.1），特别是全身性感染或恶性疾病所导致的。具体病因如下。

全身性感染

病毒疹（主要是在儿童中会形成皮疹的感染性疾病，如水痘，麻疹，风疹）。全身性病毒感染，如腺热综合征，由 EB 病毒（EBV）（图 47.2）、巨细胞病毒（CMV）、人类疱疹 6 型病毒和 HIV/AIDS 引起；和病毒相关的噬血细胞综合征，如 VAHS，一种罕见的因感染某种人类疱疹病毒而损伤血细胞。

细菌性感染：如肺结核，普鲁氏菌病和梅毒。

深部真菌病：副球孢子菌病。

寄生虫感染：利什曼病（以夏科氏利什曼原虫，巴西利什曼原虫，或热带利什曼原虫，来源于沙滩上苍蝇的感染）；弓形体病（弓形虫，感染多源自于猫及它的粪便，大多引起颈后部的淋巴结病）；锥体虫病（布氏锥虫；源于舌蝇的传播）。

炎症性疾病（传染性未知）

结缔组织病（如类风湿性关节炎、系统性红斑狼疮）。

肉芽肿性疾病（如克罗恩病、口面部肉芽肿性疾病、结节病）。结节病是一种多系统肉芽肿性疾病，多见于北欧的加勒比黑人青年女性。结节病的病因不明，但痤疮丙酸杆菌，颗粒丙酸杆菌和结核分枝杆菌被认为与该疾病有密切联系。结节病的表现是多样的，可以在多种组织中发生，特别是在肺门区淋巴结，有时

在其他的淋巴结如颈部淋巴结发生。

黏膜皮肤淋巴结综合征（川崎病）是一种儿童罹患的血管炎，导致发热，皮疹，手足红肿，结膜炎，唇部干裂，咽喉和舌疼痛发红和颈部淋巴结炎。可能有心脏方面的并发症。

肿瘤病因

淋巴网状内皮细胞的肿瘤（如淋巴瘤、白血病、淋巴瘤样肉芽肿，组织细胞增多症）通常导致多个甚至是全部的淋巴结肿大（图 47.3）和整个网状内皮系统——在这里指的是广泛的淋巴结肿大和肝脾大。

淋巴瘤样肉芽肿：一种与 EBV 病毒感染相关的具有化疗药物耐药性的疾病，表现为波及肺部，皮肤和中枢神经系统的淋巴细胞多灶性浸润。

朗格汉斯组织细胞增生症（见第 56 章）。

Rosai-Doofman 病：以无痛性、严重的颈部淋巴结肿大为特点的组织细胞增生症。

继发性肿瘤（如：转移瘤，视神经母细胞瘤）。在 6 岁以前，视神经母细胞瘤和白血病是最常见的伴有颈部淋巴结肿大的肿瘤，其次为横纹肌肉瘤和非霍奇金淋巴瘤。

较少发生颈部淋巴结转移的肿瘤是来自于胃或睾丸的肿瘤，它们会转移至颈下淋巴结，特别是锁骨上淋巴结。魏尔啸淋巴结（特鲁瓦西埃氏淋巴征）是一种质地较硬的锁骨上淋巴结，通常在成年人的（颈部）左侧发生，继发于胸部或腹膜后的原发性肿瘤——通常是淋巴瘤、胸部或腹部的癌。右侧的锁骨上淋巴结肿大通常是由肺部、腹膜后或胃肠癌转移造成的。

药　物

药物超敏反应综合征，通常表现为腺热样

综合征（发热、皮疹、颈部淋巴结肿大、伴异形淋巴细胞的白细胞计数增多，和肝功能异常）。与其相关有抗惊厥药物（卡马西平、苯妥英钠）、异烟肼和磺胺类药。有些病例与 HHV-6（人类疱疹病毒 -6）或其他型疱疹病毒的重新活化相关。

其 他

卡斯特雷曼氏症（CD）：也被称为血管滤泡淋巴组织增生或巨淋巴结增生症和血管瘤性淋巴样错构瘤，此病的病因有可能是由于 IL-6（白介素 6）分泌过多所引起。多中心性 CD 涉及多个位点的异常生长，且 50% 是由 PSHV（Kaposi 肉瘤相关疱疹病毒）所引起；此疾病没有标准化治疗方案。局限性 CD 仅涉及单个淋巴结，（手术）去除肿大的淋巴结是有效的治疗手段。

慢性肉芽肿性疾病：一种非常罕见的遗传性白细胞缺陷症，中性粒细胞和巨噬细胞不能杀灭过氧化氢酶阳性细菌，如：葡萄球状菌。患者反复的化脓性感染并发展为颈部淋巴结化脓，可在组织活检中观察到肉芽肿性改变。

菊池病：一种自限性，良性的坏死性淋巴结炎，发病特点为发热，嗜中性白细胞减少和颈部淋巴结肿大，主要发生于亚裔年轻女性。病因不明，但有可能是由病毒引起。

广泛性淋巴结病的诊断

不同病史可匹配相应的临床特点（如发热、盗汗、体重减轻）。体格检查，特别是针对腋窝和腹股沟淋巴结，肝脏和脾脏的触诊，以及胸部和腹部的影像检查可以明确诊断（检查胸肺门处和腹部腹主动脉旁淋巴结是否有肿大），结合血液检查排除感染、白血病和结节病（图 47.4）。

对于起初无感染症状，但淋巴结肿大超过 4~6 周的患者；或淋巴结持续增大，直径 >3cm；或出现了锁骨上淋巴结肿大或伴随有全身症状（如：体重减轻或夜间盗汗），推荐采用超声和淋巴结活检。

超声或 CT 对于诊断有一定的帮助。细针穿刺活检（FNA）是一种微创的检查方法，可以从淋巴结中获得组织样本，但是如果需要提供确切的诊断，那么切片活检是必不可少的。

如果广泛性淋巴结肿大持续一段时间，即使没有找到任何的病因，那么应被诊断为"持续型广泛性淋巴结病（PGL）"。

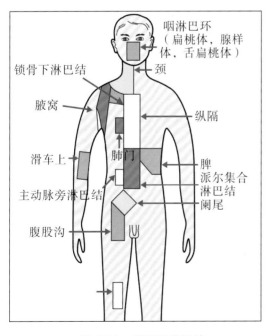

图 47.1　淋巴网状系统

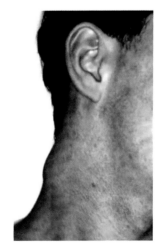

图 47.2　颈部淋巴结肿大—传染性单核细胞增多症（EBV）

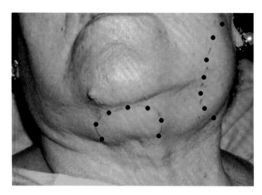

图 47.3　颈部淋巴结肿大——淋巴瘤

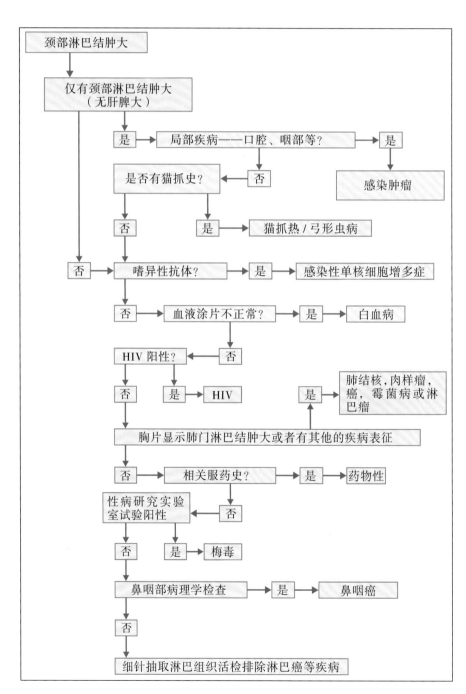

图 47.4

第 48 章 神经系统疾病：贝尔麻痹和三叉神经感觉丧失

贝尔麻痹

定义：急性面部下运动神经元瘫痪（麻痹），占面部麻痹的 50%（表 48.1）。

患病率（大约）：1/10 000。

好发年龄：年轻人。

易患病性别：男性 = 女性。

发病机制：贝尔麻痹（特发性）没有明确的局部或全身性的病因。压力来源于感染和水肿的面神经，通常会在茎乳孔处出现，伴有髓鞘缺失。相似病损和以下因素有关：

• 通常与单纯疱疹病毒相关

• 很少与其他的病毒感染相关：如其他类型的疱疹病毒，HIV 或人类嗜 T 细胞病毒 1 型；细菌感染，如中耳炎或伯氏疏螺旋体（莱姆病，来源于鹿蜱的叮咬），或包柔氏螺旋体感染。

• 偶尔与怀孕、高血压、糖尿病、淋巴瘤、多发性硬化症或慢性肉芽肿性疾病有关，如克罗恩病或口面部肉芽肿，一旦同时发生常被称为梅罗综合征（27 章）。

诊断要点

病 史

口腔：急性麻痹通常会持续几小时，最多不超过 48h。在麻痹之前围绕着耳朵或颌骨的疼痛可能会持续一天或两天。可能会出现抽搐，弱视，或面部麻木，味觉或听力障碍。

临床特点

单侧面上部和下部的麻痹（图 48.1）。

瞬目反应减弱和不能流泪。

感觉测试完好。

诊 断

贝尔麻痹是一个排他性诊断（图 48.2，表 48.1）。

辅助检查应该包括：

神经系统的检查。

检查耳朵和口腔的功能排除拉姆齐·亨特综合征。在面神经节内（膝状神经节）的疱疹病毒会造成味觉损害和造成腭部和同侧耳部的病损，以及面瘫。

测试神经受损的程度；面部神经刺激或针肌电图可能有用，电味觉测试，神经兴奋性测试，肌电图和神经电生理检测也可能有用。

听力受损的测试：纯音听力测试是常采用的。

味觉损伤的测试。

平衡性的测试。

施墨实验用来检测泪液量（流泪）。

MRI 或 CT 影像学检查内耳道，桥小脑角和乳突。

胸片检查—排除结节病。

血压测量。

血液检测：快速血糖检测用来排除糖尿病；血清学检测排除 HSV 或其他病毒感染，如 HIV；血清血管紧张素转换酶（SACE）水平测定排除结节病；血清抗核抗体（ANA）水平检测排除结缔组织病；酶联免疫吸附试验（ELISA）检测伯什疏螺旋体。

偶尔，腰椎穿刺用来排除脑膜炎。

治 疗

药物治疗：大多数患者是可以自愈的，但有 15% 的患者的病情会较严重，因此积极的治疗是必要的。全身应用糖皮质激素治愈率可以达到 80%~90%。抗病毒药（通常是阿昔洛韦和泛昔洛韦）通常也被提倡使用，但 2007 年的一项大型随机测试结果显示联合阿昔洛韦的治疗效果并没有优于使用糖皮质激素。患者应该佩戴眼部护具以防止因眼睑闭合不全而对结膜造成损伤。一些慢性面神经麻痹的患者采用手术治疗将会获得较好的疗效。

三叉神经感觉丧失

当损害累及三叉神经或中枢连接时（框48.1），会造成面部和（或）口腔的感觉丧失，导致患者容易发生自伤。

最常见的病因是颅外段损伤，包括创伤后损伤（如袭击、事故、癌症、第三磨牙术后，正颌手术），骨组织疾病［骨髓炎，恶性疾病，畸形性骨炎（佩吉特病）］，药物，糖尿病，多发性硬化症。

颅内段损伤引起较少见，但很严重，包含创伤（包括手术治疗三叉神经痛），感染性疾病（结节病、感染 HIV 和梅毒、结缔组织病），恶性疾病，脑血管疾病，药物，糖尿病，延髓空洞症，多发性硬化症，良性的三叉神经病（病因不明，但有些患者被证明是结缔组织疾病引起），精神类因素。

由三叉神经痛手术、延髓外侧梗死（瓦伦贝格综合征）或带状疱疹引发的三叉神经营养性综合征，三叉神经的病理改变可能会导致同侧躯体疼痛及感觉丧失。加巴喷丁可能是一种有效的治疗手段。单侧的下颌麻木（颏麻木综合征，NCS）可能是由恶性肿瘤颌下转移或局部肿瘤（多数是淋巴瘤或乳腺癌）侵及下牙槽神经引起的；感染，如骨髓炎；来自颅底的转移灶侵及三叉神经下颌缘支；肿瘤转移至脑膜或是副肿瘤综合征的症状之一（图48.3）。双侧颌下或口周的麻木有可能是由过度换气症候群，低钙血症或延髓空洞症造成的。

影像学检查是必要的；须对脑、颅底、三叉神经下颌缘支采用 DPT、CT 或 MRI 检查，闪烁扫描法检查也是值得被提倡的。如果影像学检查没有得到阳性结果，有必要采用腰椎穿刺以排除癌性脑膜炎和软脑膜转移。血液检查是必要的，排除结缔组织疾病或其他的疾病。

表 48.1　面瘫的主要原因

颅内的	脑外的区域			肌病
	颞骨	中耳	腮腺	
脑瘤	拉齐姆·亨特综合征（带状疱疹膝状神经节综合征）	胆脂瘤（中耳中破坏性和鳞状上皮过角化）	贝尔麻痹	重症肌无力
结缔组织病		恶性肿瘤	腮腺恶性肿瘤	
克罗恩病		乳突炎	梅－罗综合征	
糖尿病			克罗恩病	
多发性硬化			口面部肉芽肿病	
中风			莱姆病	
			结节病（黑福特综合征）	
			面神经或分支损伤	

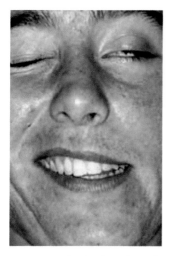

图 48.1　左侧面部贝尔麻痹

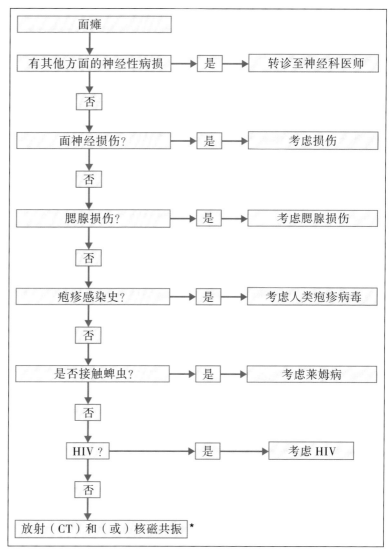

*脑或颅底

图 48.2　面部麻痹的诊断

框表 48.1　口面部感觉丧失的原因
颅外的
良性肿瘤
恶性肿瘤
骨髓炎
创伤（面部或牙源性）
颅内的
淀粉样变性
动脉瘤
脑血管疾病
结缔组织病
糖尿病
HIV/AIDS
恶性疾病
多发性硬化
结节病
镰状细胞贫血
梅毒
创伤
血管炎

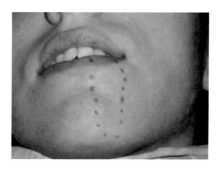

图 48.3　颏神经感觉丧失

第49章 神经系统疾病和疼痛：局限性、牵涉性和血管性

疼痛有多种不同类型（跳痛、钝痛、刺痛、烧灼痛），阵发性，严重程度，强度。国际头痛协会（IHS）用言语量表定义了疼痛程度的分级（表49.1）。

颌面部疼痛是由三叉神经、中间神经，舌咽神经、迷走神经调节。迷走神经和颈椎神经上段介导传入的，因此在上述神经分布区域发生病理变化，将会产生疼痛。颌面部疼痛是常见的疾病，且能找到明显的局部因素（图49.1a，b），此外总结了其他的一些影响因素，见图49.2。

诊　断

颌面部疼痛的诊断通常根据病史和疼痛特征（图49.3a，b）。

牙源性疼痛可能是位置明确的跳痛；三叉神经疼是单侧的尖锐性撕裂痛（穿刺痛）；而特发性颌面部疼痛可能是双侧发生的钝痛（见第51章；表49.2）。

对患者采用临床检查和X线摄影。CT和MRI或超声技术检查是非常重要的，可以避免对器质性病变的漏诊而将患者误诊为心理因素造成的疼痛。即使心因性障碍患者也有可能存在器质性疼痛："疑病症患者也是可能患病的。"

颌面部疼痛如果符合下列中任意一项，应立即寻求专业医疗帮助：

• 伴有其他部位的疼痛（胸、肩、颈或手臂：可能是心绞痛）

• 伴有一些无法解释的症状或体征（麻木、虚弱、头疼、颈部僵硬、恶心或呕吐：可能是颅内疾病）

• 集中在一侧太阳穴的疼痛（可能是巨细胞动脉炎）

治　疗

发现并解决引起疼痛的潜在原因非常重要。

人们对于疼痛的反应具有很大的个体差异，而疼痛阈值降低和心理等众多因素的有关，但确诊有助于治疗。

如果是牙源性疼痛，对乙酰氨基酚、非甾体类抗炎药或其他止疼药是有效的。

如果血管源性疼痛，曲坦类或其他类药物是有效的。

如果是神经源性疼痛，抗惊厥药是有效的。

如果是心因性疼痛，抗抑郁药是有效的。

颌面部疼痛的局部病因

口腔教科书涵盖了这部分的重要内容（表49.3）。

颌面部牵涉痛的病因

疼痛可能的来源包括：

• 眼：折射障碍、球后视神经炎（多发性神经炎）或青光眼（眼压升高）

• 耳：中耳相关疾病

• 茎突：如茎突综合征（Eagle）是因茎突过长引发的一种罕见的疾病，在咀嚼，吞咽或转头时引发疼痛。

• 颈部：颈椎病

• 咽部：咽癌

• 肺：肺癌

• 心脏：心绞痛

• 食管：食管炎

颌面部疼痛的血管源性病因（表49.4）

血管源性和神经源性都会造成偏头疼和偏头疼性神经痛。压力引发脑产生变化，血清素（5-羟色胺）释放，血管收缩，P物质的释放等会引发疼痛。

巨细胞动脉炎是一种炎性疾病，将会对动脉，尤其是颞动脉和眼动脉造成影响，甚至会造成短暂性的失明。仅影响 55 岁以上的人群，在 75 岁以上的人群中高发，女性尤其高发。患有风湿性多肌痛症的患者容易罹患巨细胞动脉炎，但是其经常单独发生。巨细胞动脉炎的首要症状就是咀嚼引发疼痛，或是疼痛集中于太阳穴，触摸可引发疼痛。ESR（红细胞沉降率）增高和动脉活检可以确诊该疾病，主要应用糖皮质激素进行治疗。

表 49.1　HIS 疼痛评分

评分	疼痛	结果
0	无	无
1	轻度	日常活动不引发疼痛
2	中度	受限，但日常活动未完全受限
3	重度	日常活动完全受限

表 49.2　不同病因引发疼痛的特点

疼痛常表现为	
间断性	持续性
牙源性牙本质疼痛	牙源性牙髓疼痛
三叉神经痛	特发性面部疼痛
神经痛	灼口综合征
血管源性疼痛	颞下颌神经痛所致的功能障碍
心绞痛的牵涉痛	

表 49.3　口腔疼痛的鉴别诊断

疼痛来源	特点	加剧因素	是否可以定位	相关性疾病	疼痛诱发因素	影像学检查
牙源性						
牙本质	可诱发，但不持续	热、冷甜酸	不能准确定位	龋病，有缺陷的修复体 暴露的牙本质、广泛的修复体	探诊	可能会显示邻面龋，不良修复体
牙髓	剧烈 间歇性 跳痛	热、冷 有时咀嚼时引发	不能准确定位	深龋 大面积修复	热/冷诊，探诊 有时叩诊	可能会显示深龋洞或深修复体
牙周源性						
根尖周来源	同等疼痛持续几个小时，难以忍受	咀嚼	准确定位	根尖周肿胀和充血，牙齿松动	叩诊 根尖周区域的扣诊	可见根尖区域异常改变
根侧方来源	同等程度持续几个小时，难以忍受	咀嚼	准确定位	牙周肿胀，深牙周袋，有脓液流出，牙齿松动	叩诊 根尖周区域的扣诊	当探针置于牙周袋内时 X 线片检查会很有帮助
牙龈来源	按压疼不舒服	食物嵌塞，刷牙时	准确定位	急性牙龈感染	触诊 叩诊	不适用
黏膜来源						
黏膜	烧灼感，锐疼	酸，锐利和热的食物	准确定位	腐烂或溃疡性病损，充血	叩诊	不适用

137

第49章　神经系统疾病和疼痛：局限性、牵涉性和血管性

表 49.4　血管性颌面部疼痛的类型

	偏头痛	神经性偏头痛	巨细胞动脉炎
其他的术语称谓		斯路德或丛集性头痛	霍顿病，颅或颞动脉炎
年龄（岁）	任何年龄	30~50 岁	>50 岁
性别	女性 > 男性	男性 > 女性	女性 > 男性
疼痛主要位于	头面部，特别是眶上缘	眶后部	太阳穴
疼痛类型	跳痛	不适	烧灼疼，动脉肿胀，触痛
疼痛强度	严重	严重	严重
疼痛持续时间	几小时，通常白天疼	几小时（通常夜间痛）	几小时
相关的特点	畏光（阴性 / 阳性）恶心（阴性 / 阳性）呕吐增加中风的风险	结膜充血（阴性 / 阳性）流泪（阴性 / 阳性）鼻塞	视力减退（阴性 / 阳性）风湿性多肌痛（阴性 / 阳性）
辅助检查指征	—	—	ESR 和 IL-6 增高　动脉活检　超声检查　MRI
诱发因素	± 食物 ± 压力	± 乙醇	—
缓解因素	舒马曲坦　可乐定　麦角生物碱	氧气　舒马曲坦　可乐定　麦角生物碱　维拉帕米	糖皮质激素（在检查结果出来之前就应使用）

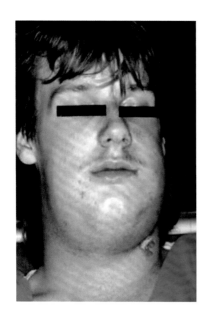

图 49.1a　急性根尖周脓肿引起的面部肿胀

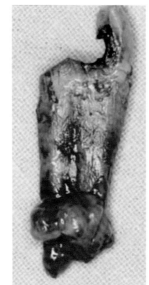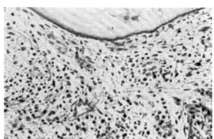

图 49.1b　根尖周脓肿脓肿的组织学表现

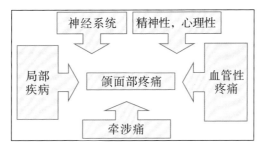

图 49.2　颌面部疼痛的病因

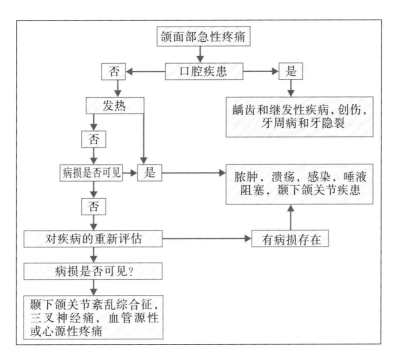

图 49.3a　颌面部急性疼痛的诊断

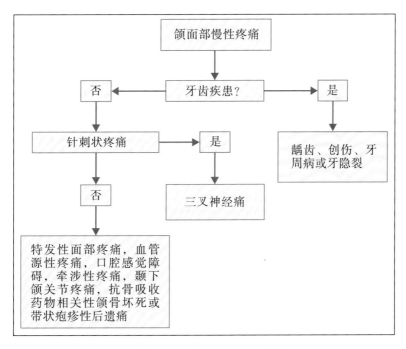

图 49.3b　慢性疼痛的诊断

第50章 神经系统疾病和疼痛：三叉神经痛

三叉神经痛（TN）是指在三叉神经分布区域出现疼痛。继发性三叉神经痛可能有明确的病因，但病因并不明显，原发性或特发性三叉神经痛的病因尚不明确（图50.1）。

三叉神经痛

三叉神经痛包括特发性或良性阵发性三叉神经痛。

定义：在三叉神经分布区域反复出现针刺样疼痛。

患病率：1/15 000。

好发年龄：50~70岁是高发年龄段。

易患病性别：女性＞男性。

发病机制：三叉神经痛（TN）可能是因为脱髓鞘作用导致异常的神经信号传导。

90%~95%的患者，未发现神经病损，这种类型的患者被称为特发性三叉神经痛（ITN）。ITN的病因可能是小脑上动脉粥样硬化后缺乏弹性，在颅后窝压迫三叉神经根部，损坏神经髓鞘。脱髓鞘也可能由多发性硬化症、伴有脑桥和延髓梗死的脑血管疾病、肿瘤、微动脉瘤、囊肿、创伤、感染、沉积物（例如淀粉样变性）或其他疾病引起（继发性三叉神经痛）。

有2%的多发性硬化症的患者可能发展成三叉神经痛。三叉神经痛患者患高血压的风险增加。

临床特点

国际头痛协会（IHS）定义三叉神经痛的特点为：多发于早晨，晚上基本不发生。持续数秒至不超过2min的阵发性疼痛。

典型的三叉神经痛应该包括如下特点：

- 间歇性
- 单侧
- 疼痛累及一个或几个三叉神经分支区域（图50.2a、b）
- 疼痛突发、剧烈、尖锐、浅表，有刺痛或灼痛感
- 剧烈疼痛
- 阵痛从"扳机点"开始或日常行为，例如吃饭、说话、洗脸、剃须或刷牙漱口等诱发三叉神经分布区域产生疼痛。

三叉神经痛是沿着三叉神经感觉分支分布区域放射，多累及上颌支，有时累及下颌支，而眼支相对较少。

大多数患者的疼痛只在一个分支发生，但几年后有可能累及其他分支。10%~12%的患者双侧发生或两侧不同时发生。

在个体患者中疾病发作固定，呈周期性发作，可有数月甚至数年的间歇期，但随着时间过去，疾病发作频率和严重程度会有所增加。情感或精神压力可加重发作的频率或严重程度。患者通常在缓解期没有任何症状，但有些患者会有钝痛。

一种少见的类型，被称为"非典型三叉神经痛"，偶尔在混合型结缔组织病（MCTD）发生前出现。它会引起低强度的，持久的烧灼样钝痛或酸痛，有时也出现阵发性电击样刺痛，通常为单侧，有时为双侧受累。

短暂持续的单侧神经痛样头痛伴有结膜充血和流泪（SUNCT），或伴有自主神经症状（SUMA）的一类少见的头痛症候群，构成了三叉神经自主神经头痛症。

诊 断

应该排除疱疹后神经痛、舌咽神经痛、特发性面部疼痛及牙痛。还应排除因疾病引起的继发性三叉神经痛（MS）、脑血管瘤、占位性

损害如肿瘤或动脉瘤；病毒感染，如 HIV 或莱姆病而来的继发性三叉神经痛，但这些疾病通常有一些体征，如面部感觉或运动障碍或角膜反射丧失（图 50.3）。

以下方面有诊断意义：

• 病史

• 检查包括神经评估特别是脑神经

• 辅助检查：

影像：大部分专家建议所有患者选择全三叉神经的 MRI 检查（脑干结构和脑神经的分辨率比 CT 好），如有非典型症状的患者必须行三叉神经 MRI 检查。

血液检查：红细胞沉降率（ESR）排除血管炎疾病，抗 RNP 抗体检查排除 MCTD 混合性结缔组织病，血清学检查排除莱姆病或相对较少的 HIV。

如果所有影像学及血液检查都是阴性则可被诊断为原发性三叉神经痛。

治 疗

很少患者能自行缓解。因此通常需要对少数患者采取治疗措施，并且有证据表明应尽快给予治疗。

抗惊厥药尤其是卡马西平对多数原发型三叉神经痛患者有效。

卡马西平的疗效也可以用于诊断。但如果持续用药，要预防不良反应（共济失调、嗜睡、消化障碍、叶酸缺乏、低钠血症、高血压、皮疹、全血细胞减少症或少见的白细胞减少症）控制剂量。

卡马西平应避免应用于汉族人（汉族人也可能对苯妥英钠和拉莫三嗪起反应），因为 *HLA–B*1502* 等位基因和卡马西平诱发的史 - 综合征之间有紧密关系。

有些用巴氯芬。巴氯芬副作用较少，与卡马西平联用能减轻疼痛。

如果这些治疗效果不佳，还有其他一些有效的候选或补充治疗药物（氯硝西泮、加巴喷丁、奥卡西平、苯妥英、匹莫齐特、普瑞巴林、丙戊酸），也可以选用手术治疗。

周围神经手术（冷冻手术，射频控温热凝术或酒精、甘油注射法）可以暂时缓解疼痛。

用针通过面部皮肤进入颅内行三叉神经节阻滞，具有低风险和低花费的优点，但这是一种以麻痹取代疼痛的治疗方法（具有角膜损害风险），并且有时会有麻痹伴随疼痛（痛性感觉丧失）。射频毁损术（RFL）、经皮射频行三叉神经节阻滞（PRTG）、福格蒂微球囊压迫（FBM）、半月神经节后根甘油注射阻滞术（PRGR）都是经皮肤治疗。伽马刀立体定向放射手术，虽然是侵入性最小的治疗措施，疼痛控制效率高，较少副反应，但潜在的缺点包括对射线的应用，且事实上需要 6 周或更长时间才能起效。

开放性外科治疗包括在颅后窝治疗［三叉神经节根部微血管解压术（MVD）和三叉神经半月节后根切断术］具有很好的治疗效果，并且造成麻痹的可能性减少，但具有复发甚至造成死亡的风险。

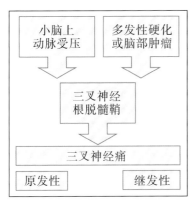

图 50.1　三叉神经痛的病因

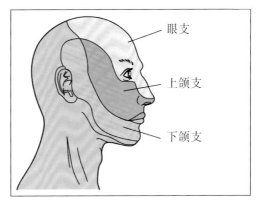

图 50.2a　三叉神经皮支

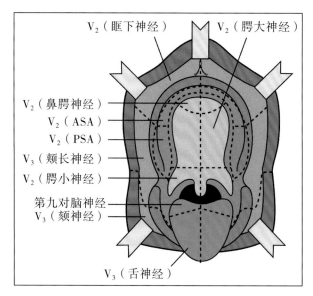

图 50.2b　口内神经支配　ASA：上牙槽前神经；
PSA：上牙槽后神经

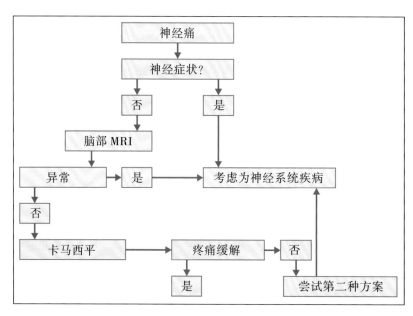

图 50.3　神经痛的治疗

第51章 神经系统疾病和疼痛：心因性［自发性面痛，自发性牙痛和灼口综合征（口腔感觉异常）］

持续性原发或不明原因的（非典型）面部疼痛（IFP）

定义：持续（>6个月）慢性颌面部不适或疼痛，被国际头痛协会称为"不符合其他标准的面痛"

患病率（大约）：0.5%~1%

好发年龄：中年或老年。

易患病性别：女＞男。

发病机制：IFP是医学无法解释的症状。医学无法解释的症状是指没有已知的器质性病变，而是心因性原因，患者对疼痛也会表现出一定的心理反应。大部分患者正在或曾经遭受极端压力，如恐惧癌症，有些患有疑病症，神经症（通常是抑郁）或精神病。

正电子成像技术显示脑部活动增加时，应提高警惕。因为它可能导致神经肽类和自由基的产生，从而引起细胞损害和疼痛诱导的类花生酸类物质的释放（如前列腺素类）。

诊断特征

病　史

口内：IFP是一种持续性难以定位的刺痛或灼痛（很少像三叉神经痛那么严重）。疼痛白天持续发作，但不会影响睡眠。这种疼痛开始时局限在特定区域（与三叉神经分布区域无关），且在一侧，但有可能扩散。其他特征包括缺乏客观症状，治疗效果欠佳。通常还有多种口腔症状，如口干、味觉减退。

原发型或非典型牙痛（IO），一种发生在牙齿或牙槽骨的持续性或抽搐性疼痛，但缺乏明确的口腔病因，即被认为是一种原发型面部疼痛（IFP）。

口外：通常伴有头痛、慢性背疼、肠易激综合征和（或）痛经。应充分利用健康服务中心提供的多种会诊意见和治疗尝试。

临床特征

口内：无。

口外：无。

鉴别诊断：其他原因导致的颌面部疼痛。

仔细的口腔，耳鼻喉和神经学检查，影像学检查（牙齿、下颌骨、窦、颅骨X线摄影术和头部MRI或CT检查，要格外注意颅底）以排除占位性或脱髓鞘病变。

如果所有检查都是阴性结果，那么可以确诊原发型面部疼痛。

治　疗

很少有患者能自愈，因此治疗是必需的。临床医生不应忽视患者的症状。

仔细排除心因性原因，如恐癌症或担心性感染。认知行为疗法或转诊至相关专家也许有效（图51.1）。

"再归因"是有效的；包括对（患者的）抱怨表示理解，让患者感觉到自己的是被理解和被支持的，扩大交往范围，逐渐逐渐把症状和心源性问题联系在一起。这将有助于解释抑郁、疲倦降低疼痛阈值，肌肉痉挛（紧张）会产生疼痛。

应当避免重复的体格检查和辅助检查，因为这将加重患者的病态行为和健康恐惧。

三种抗抑郁药，如度硫平、阿米替林或吗氯贝胺被批准应用，说明它们对于疼痛的缓解要优于抗抑郁药物的疗效。针灸和经皮肤的电神经刺激（TENS）治疗也是值得推荐的。

预　后

多样化。

灼口综合征（BMS，舌灼痛，舌痛，烫口综合征或口痛）

定义：一种口腔被烧灼的感觉，有可能是原发性的，也可能继发于某些已知原因（图51.2）。灼口综合征一词用于描述那些无器质性病因而出现的烧灼症状；属于医学难以解释的症状。国际头痛协会定义它为"不存在药物和口腔疾患因素的一种口腔内灼热感觉"。

患病率（大约）：5/100 000。

发病年龄：中年或老年。

易患病性别：女性＞男性。

发病机制：无诱因型灼口综合征在灼口综合征患者中可以超过50%，它被认为与神经损伤或疼痛阈降低有关。在大约20%的患者中可以发现精神因素如焦虑、沮丧或恐癌心理。

帕金森症患者中灼口综合征发病率较高。在某些情况下，其也继发于口腔治疗、呼吸道感染或暴露于多种物质或药物，如血管紧张素转化酶，（ACE）抑制剂或蛋白酶抑制剂（PIs）。

诊断特征

病 史

口内：BMS最常在舌部发生，然而也可发生在腭部、唇或者是下牙槽骨。这种症状通常持续发生，双侧发生并且随着时间的延长疼痛加剧，但是不影响睡眠。疼痛往往在进食和饮水时缓解，这与因器质性病变而造成的疼痛之间有区别（后者往往是在进食时加剧）。

灼口综合征在工作和注意力不集中时可以缓解。患者也常有多种心因性症状，如口干或味觉改变（口苦或金属感）。

口外：有时会有头疼、慢性背痛、肠易激综合征、痛经和睡眠模式及脾气的改变，因此患者有多次咨询和治疗的经历（逛医院）。

临床特征

口内和口外：无。

鉴别诊断：具有与烧灼感相似症状的其他疾病应被排除（图51.3）。国际头痛协会规定灼口综合征的标准为：

• 口内的疼痛每天存在并且持续很长时间

• 口腔黏膜正常

• 局部和系统性疾病应被排除

• 只有当全部的检查结果均被证明是阴性时，灼口综合征才可以被确诊

治 疗

消除患者的心理因素，如恐癌症。大约有50%灼口综合征患者的病情在6年内会自行缓解，但是很少有患者能在短期内自行缓解；因此通常需要进行治疗（图51.4）。

特发性面痛需要接受治疗，行为认知疗法，局部喷涂苄达明、复方辣椒碱乳膏，含氯硝西泮片对一部分患者有效。抗抑郁治疗可以考虑。

预 后

多样化。

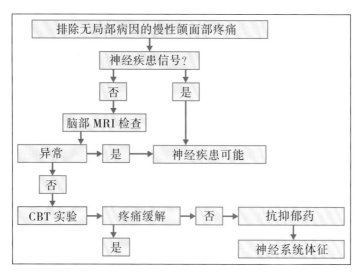

图51.1 自发性面疼的治疗措施（CBT，认知行为疗法）

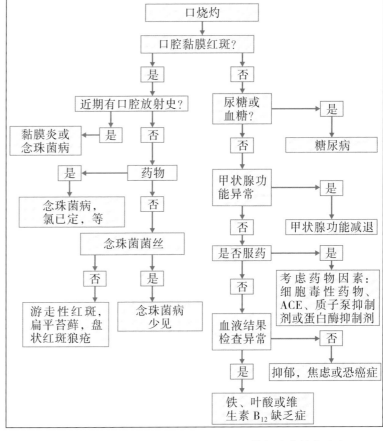

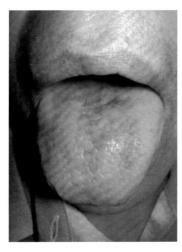

图 51.2　恶性贫血性舌炎造成的烧灼样感　　　图 51.3　口烧灼的诊断流程（ACE，血管紧张素转化酶）

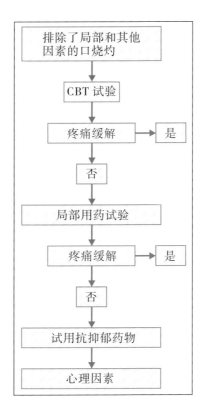

图 51.4　灼口综合征的治疗措施

第52章 颌骨疾病：颞下颌关节疼痛－功能紊乱

颞下颌关节有复杂的解剖结构（图52.1a、b）。张口受限（有时牙关紧闭）可能有多种病因（表52.1）。表52.2列出的检查可以帮助诊断颞下颌关节紊乱。

颞下颌关节疼痛－功能紊乱综合征，肌筋膜疼痛功能紊乱，面部关节肌痛，下颌功能紊乱或下颌压力综合征

颞下颌关节疼痛－功能紊乱是比较常见的主诉，但在口腔医学中最富争议的领域之一。

定义：涉及颞下颌关节紊乱综合征的3个表现——弹响，张口受限和疼痛。

患病率（大约）：可以达到人口总数的12%。

好发年龄：青年，或20~40岁。

易患病性别：女＞男。

发病机制：咬合创伤和压力，提高肌张力影响咀嚼肌（图52.2）。急性创伤有时发生在颞下颌关节紊乱综合征之前，但是比较常见的是持续的和（或）张口度过大，不良习惯如咬笔或功能紊乱（白天紧咬牙或夜磨牙）可以导致颞下颌关节功能紊乱的发生。抑郁和睡眠减少通常被认为是比较重要的危险因素。

殆关系异常作为病因是有争议的，因为没有神经生理学证据支持咬合作为一个始动病因，并且有很多人有错殆畸形，但没有颞下颌关节功能紊乱。同时也没有证据证明正畸矫治（或戴正畸头帽）和颞下颌关节功能紊乱相关。

颞下颌关节盘移位（关节内紊乱）比较常见，并且可以通过MRI和关节镜检查，但也有可能出现在无症状的颞下颌关节异常中。随着张口，关节盘有可能复位或依然错位。

诊断特征

病　史

口腔：症状是多种多样的。主要有以下几点：

周期性下颌弹响。在张口或闭口时出现，但并没有诊断学意义，在正常关节中，弹响也比较常见。

下颌运动受限。可能是暂时的，患者在尝试张口时，下颌偏离患侧或"绞索"。

疼痛。典型的疼痛是在单侧关节区域发生，可以辐射至口腔的后部、颈部、太阳穴或耳后（三叉神经第三分支的感觉分支）。

根据患者的信息（既往功能紊乱指数）和临床发现（临床功能紊乱指数），症状可以用Helkimo标准衡量。

口外：有些患者也有主诉头疼、颈疼或下背部疼痛。

临床特征

口腔：颞下颌关节捻发音，张口受限或张口偏移，弹响和（或）颞下颌关节破碎音，咬肌、颞肌、翼内（外）肌的和（或）弥散性压痛，扪诊时痉挛。

鉴别诊断：类风湿性关节炎，骨关节炎或其他颞下颌关节疾病。

诊断通常是基于临床检查。咬合和任何口腔矫治器都应被评估，较少采用影像学检查手段。但主要用于：

• 创伤病史
• 运动受限
• 感觉或运动改变
• 关节器质性病变或有其他疾病

MRI能较好地体现关节盘的病理变化；CT可以显示骨更多的细节。髁状突的位置对于诊

断来说并不可靠，并且不能表明关节盘移位。没有足够的证据支持需要采用其他"辅助"检查手段。

治 疗

颞下颌关节功能紊乱并不能引起长期的关节损害，并且大部分患者可以自行缓解。因此治疗并不是必要的，但是对于那些有疼痛的患者有治疗意义。

保守治疗成功率可以达到90%。

治疗的目标：

• 应用镇痛药缓解急性疼痛偶尔需要局部注射皮质类固醇类药物（偶尔需要注射局麻药物或糖皮质激素）

• 缓解心理压力：安慰

• 减轻颞下颌关节损害：休息

经典的保守治疗计划包括：

• 软食物

• 休息和消除殆创伤，避免创伤、过度张口和不良习惯

• 热敷，按摩和矫正下颌运动

• 非甾体抗炎药如阿司匹林

如果以上无效，以下治疗可能有帮助：

• 肌肉松弛剂

• 在咬合面应用硬塑料合板（咬合板）

5%~10%的患者对这些治疗无效，需要应用药物或精神疗法进行心理治疗。

手术可以应用于极少数对治疗无反应或有明显关节内异常的患者（如骨关节炎）。

然而，有非常多的其他"治疗手段"可以提供给颞下颌关节紊乱患者，应指出的是其中只有很少的一部分是有效的。

预 后

一些患者的症状在几周内可以得到缓解；其他的患者将会有慢性症状；约有1/3患者会有反复发作史。

表 52.1　张口受限的主要病因

关节外	关节内
髁突颈部骨折	关节强直
喙突肥大	髁突囊内骨折
纤维化（瘢痕、硬皮病、黏膜下纤维化）	关节炎，全脱位或半脱位
癔症	
咀嚼肌感染，血肿或炎症	
肿瘤	
颞下颌关节功能紊乱	
破伤风	
手足搐搦症	
神经系统疾病（运动神经源性疾病，脊髓性肌肉萎缩）	

表 52.2　诊断颞下颌关节疾病的检查方法

检查程序	优点	缺点
关节造影（双重对比）	提供准确的信息	感染的危险，疼痛
关节镜检查	良好的可视性，极少的侵害	需要麻醉，技术上要求高
核磁共振成像（MRI）	非侵入性，提供准确信息，并且避免电离辐射	昂贵，不能得到普遍应用
平片	简易，可以揭示大部分病理变化	不提供关节盘信息
计算机断层扫描（CT）	曲面断层片显示双侧颞下颌关节，CT，特别是锥形光束，可以提供准确的信息	昂贵
超声	无创	结果可疑

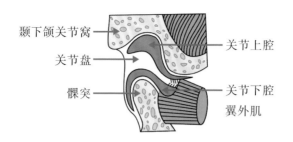

图 52.1a　颞下颌关节解剖

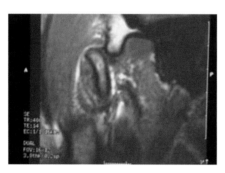

图 52.1b　颞下颌关节

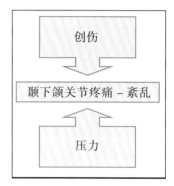

图 52.2　颞下颌关节的病因

第53章 颌骨疾病：X线透射和阻射的病变

许多颌骨的或颌骨内的疾病通常无症状，在X线片上可表现为透射影像、阻射影像或两者混合影像。另外一些则表现为肿胀、疼痛，偶有骨折或牙齿萌出受阻（牙齿移位、缺失或松动）。看似源自颌骨的肿胀可能来源于皮下组织或骨组织：

发育畸形：例如隆突和纤维骨性病变。

炎症性疾病例如牙源性感染、骨髓炎、放射菌、结核病或者梅毒

肿瘤和囊肿（参阅下文）。

创伤引起骨膜下血肿。

检查主要涉及影像，血清钙浓度，磷酸盐，碱性磷酸酶水平，但组织病理学检查几乎总是必要的（表53.1，表53.2）。

X线透射的病变

需评估的影像学特点包括病灶的大小、形状、数量、边界、特征［X线透射和（或）阻射］和影响（挤压下牙槽神经或使牙齿移位或吸收）。

轮廓清晰的透射影通常是牙源性囊肿和良性肿瘤。

边界不清的透射影通常是感染和肿瘤。

X线透射的颌骨病变包括（图53.1a、b）

• 牙源性疾病、炎症、囊肿和肿瘤（见54章）

• 非牙源性囊肿：例如鼻腭管囊肿，在上颌中线上外形呈心形是其特征（图53.2）；创伤性骨囊肿多为单发的、单纯的、出血性的囊肿

• 血管或神经源性病损

• 动静脉性血管畸形：动静脉之间不正常的交通或者中央性血管瘤

• 中心性巨细胞肉芽肿：最初为一个小的、单房的可透射影，最终成为多房，与甲状旁腺功能亢进棕色瘤类似（图53.3），组织病理学检查是类似的。生化检查可以区分病变性质

• 纤维神经瘤：可呈现出下牙槽神经管扩大

• 代谢紊乱性疾病：骨质疏松症、骨软化、肾性营养不良、囊状纤维性骨炎（甲状旁腺功能亢进）

• 恶性肿瘤包括鳞状细胞癌：主要从口腔和窦腔入侵；骨肉瘤：最早的迹象是单个牙齿的对称性牙周膜间隙增宽；淋巴瘤：边界模糊的病变；多发性骨髓瘤："穿凿样"卵圆形病变

• 来自肾脏、肺、乳腺的转移肿瘤（但有30%的肿瘤来源于隐蔽的原发病灶）都有边界模糊的特征。

X线阻射的病变

X线阻射的病变包括（图53.4a、b）

• 未萌出的牙

• 外来异物

• 先天的或后天的异常，例如隆突和其他骨性肿块。加德纳综合征（Gardner综合征）表现为结肠直肠息肉，肿瘤和骨骼异常，是常染色体显性疾病，由APC基因突变导致，表现为骨瘤、阻生牙、多生牙以及牙瘤。携带者的颌骨可能呈X线阻射。

• 牙源性囊肿和肿瘤（见第54~55章）

• 纤维性骨性病变（见第57章）

• 炎症和感染病变：

• 牙源性感染

• 骨髓炎：在没有急性炎症导致骨溶解（骨溶解症）前影像无明显异常。在平片上骨密度降低30%~50%，需要2~3周。X线平片以及更加精确的CT、MDCT（多层螺旋CT）或CBCT（锥束状CT）可显示骨量减少和皮质骨溶解（包含下牙槽神经管和颏孔）、死骨形成以及骨膜新骨形成。

MRI对检测松质骨骨髓异常有高度灵敏性。

在骨髓炎中，骨膜下新骨沉积引起皮质骨增厚和下颌骨增大，尤其是下颌角或下颌骨体部的颊侧骨板，在年轻人当中多见。

咬肌和翼内肌的肿胀很常见，CT 和 MRI 都可显示软组织的炎症，尤其是在咬肌间隙和下颌下间隙。

骨闪烁显像术（骨扫描）在检测急性骨髓炎时高度灵敏但还需要联系解剖学。用以显示骨代谢的锝标记的化合物和放射性标记白细胞扫描可以确定是否感染。

• 原发性的慢性骨髓炎显示有广泛的弥漫的硬化有时伴随膨胀

• 继发性的慢性骨髓炎有 X 线透射和 X 线阻射的混合影像

• 局灶性硬化性骨髓炎（致密性骨炎）

• 慢性弥漫性硬化性骨髓炎

• 特发性骨硬化（致密骨团）：在颌骨没有明显病因或体征或症状出现的致密骨硬化区域，通常出现在下颌前磨牙或磨牙区域，可能与牙根吸收和 Gardner 综合征有关（图 53.5）

• 骨坏死：这种病变可能继发于与放射物［放射性骨坏死（ORN）］和药物使用［药物相关性颌骨坏死（MRONJ）］有关

• 原发性非牙源性肿瘤：例如骨瘤（图 53.6a、b），以及前列腺癌转移通常是 X 线阻射的。瘤能引起破骨细胞和成骨细胞的病变（图 53.7）。

X 线透射和 X 线阻射的混合性病变

X 线透射和 X 线阻射的混合性病变主要是纤维骨性病变，炎症过程（如骨髓炎，放射菌病，骨坏死），以及较为少见的牙源性肿瘤（图 53.8）（主要是牙源性腺样瘤和牙源性钙化上皮瘤）。牙源性疾病可能与牙齿或牙胚有关。

表 53.1　用于颌骨疾病的辅助检查

检查	优点	缺点	备注
抽吸术	简单，18 号针头	可能感染	牙源性角化囊性瘤（KCOT）的囊
骨活检	可确诊	有创伤	肿蛋白含量 <4g%
骨扫描	能检查所有骨骼	同同位素检查	可揭示转移或骨髓炎
内窥镜（光纤）	简单，可视化好	需要技术	能检查鼻腔，窦腔，咽和喉
影像学	通常简单	费用高	

表 53.2　各种颌面部位的投照角度

需要的区域	标准角度	附加角度
颅面骨	枕颏位 30° 枕颏位 侧位	颧骨减少曝光 颏下顶位 侧斜位
下颌骨	口腔全景 X 线断层片	下颌后前位 下颌咬合片
上颌骨	上颌窦枕颏位	上颌咬合片或侧位片 口腔全景断层片
鼻骨	30° 枕颏位 软组织侧位	
头骨	20° 后前位 汤氏位（半轴位）	颏下顶位 切线位
颞下颌关节	经颅位或口腔全景 X 线断层片 （口腔张开或闭合）	经咽位 关节造影术 反汤氏位 反转口腔全景断层片 考虑 MIR/CT 扫描，锥束 CT

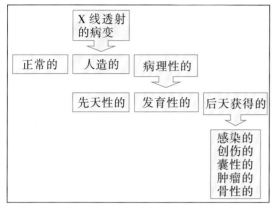

图 53.1a　X 线透射的病变

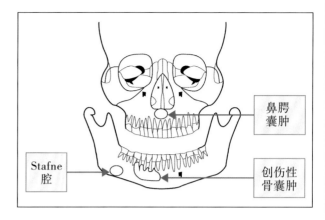

图 53.1b　非牙源性的囊性病变透射影

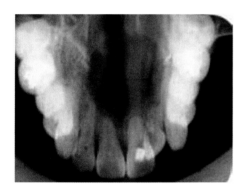

图 53.2　切牙管囊肿

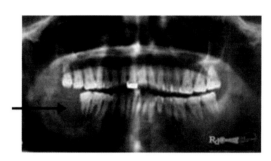

图 53.3　甲状旁腺功能亢进，布朗肿瘤

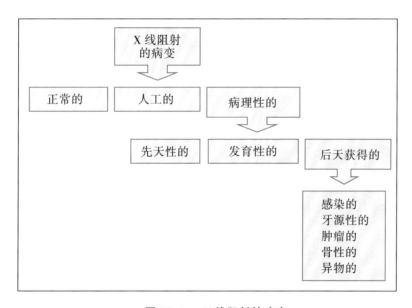

图 53.4a　X 线阻射的病变

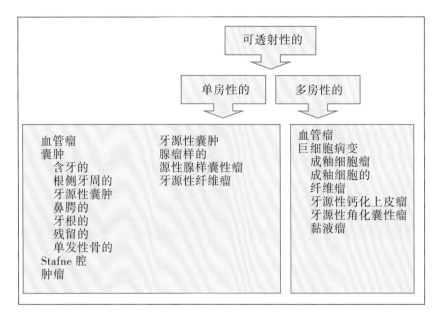

	可透射性的	
	单房性的	多房性的

| 血管瘤
囊肿
　含牙的
　根侧牙周的
　牙源性囊肿
　鼻腭的
　牙根的
　残留的
　单发性骨的
Stafne 腔
肿瘤 | 牙源性囊肿
腺瘤样的
源性腺样囊性瘤
牙源性纤维瘤 | 血管瘤
巨细胞病变
　成釉细胞瘤
　成釉细胞的
　纤维瘤
　牙源性钙化上皮瘤
　牙源性角化囊性瘤
　黏液瘤 |

图 53.4b　X 线透射的病变　牙源性钙化上皮瘤（CEOT）；
牙源性角化囊性瘤（OK）；牙源性腺样囊性瘤（AOT）

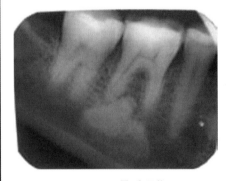

图 53.5　骨质硬化

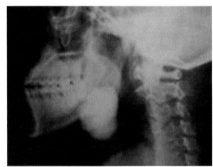

图 53.6a　骨瘤

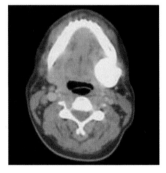

图 53.6b　骨瘤（CT）

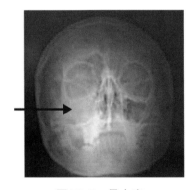

图 53.7　骨肉瘤

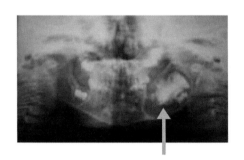

图 53.8　成釉细胞纤维牙瘤

第 54 章 颌骨疾病：牙源性疾病和囊肿

牙源性疾病可能与牙齿或牙胚有关。

源性疾病

龋齿、牙周炎和冠周炎是常见的口腔化脓性感染。根据细菌数量和宿主免疫力，牙髓的感染可能导致根尖周炎、脓肿、筋膜间隙感染、肉芽肿或根尖周（根的）囊肿。

牙源性囊肿

牙源性的囊肿(和肿瘤)起源于牙的外胚层、间质或两者皆有（外胚层间质），它们通常与牙胚或牙有关。好发于男性，下颌患病率是上颌的 3 倍。

临床特征：通常无症状，囊肿通常是拍片时偶然发现的，通常是良性的，生长缓慢，在引起下列症状之前，囊肿可能已经很大：

肿胀，最初是覆盖正常的黏膜的光滑的骨硬块，但如果骨壁很薄，触诊时就会像鸡蛋一样龟裂，囊肿能使骨吸收并呈现出淡蓝色有波动感的膨胀。

溢液。

疼痛,当发生感染或颌骨出现病理性骨折时。

极少数囊肿可能发生癌变。

诊断：大部分囊肿都是拍片时发现的，根据定义下颌骨的囊肿位于下牙槽神经管之上。MDCT、CBCT 或 MRI 可以区分实性的和囊性的病变，其他的检查包括牙髓活力测试，吸取和分析囊液和组织病理学。

治疗：摘除术（完整的去除囊肿）可以将所有的组织用于组织学检查，空腔通常可以简单术后护理就能顺利的愈合，但它可能会使相邻的牙牙髓坏死。袋形缝合术（部分切除）需要术后护理和患者配合保持术区清洁，饭后漱口。愈合可能长达 6 个月并且不是所有的囊肿

衬里都可用于组织病理学检查（表 54.1）。

牙源性囊肿是相对常见的，大多数是炎性囊肿（55%）或含牙囊肿（22%）（框表 54.1；图 54.1）。复杂的牙源性囊肿，尤其是腺牙源性囊肿，具有易复发和（或）侵袭性生长的特点。

根尖周（根的或牙的）囊肿是炎症性的，而且是最常见的牙源性囊肿。来源于牙髓的感染进而导致根尖周感染、肉芽肿形成，最终成为根尖周囊肿（图 54.2a、b）。上皮衬里来源于 Malassez 剩余，为厚的、不规则的鳞状上皮与肉芽组织包绕被破坏的区域。这些被破坏的区域可能是伴有脓肿形成的慢性炎症或急性炎症所在之处。可见胆固醇结晶和黏液细胞。囊液通常是水性的，但也有可能是浓稠、有黏性，伴有胆固醇结晶。囊肿由纤维性结缔组织所包绕。

根尖周囊肿的特征：位置在死髓牙（龋坏、创伤或过深的修复体会导致牙髓坏死）的根尖处，有一个圆形或梨形的、边界清晰的、X 线可透射的病损，边缘致密，比根尖周肉芽肿大（常大于 20mm），根尖周肉芽肿外形通常更圆，边界更加清晰。它通常涉及上颌切牙和尖牙。

任何手术后仍遗留的囊肿称为残留囊肿：大部分来自根尖周囊肿。

滤泡囊肿（含牙的）是最常见的发育的牙源性囊肿（图 54.3）。它是由未萌出牙的滤泡组成，因此牙冠向内突出在边界清楚的腔隙里，囊腔内衬扁平的复层上皮组织，冠周位置也可见于牙源性角化囊性瘤（KCOT）和其他良性肿瘤（图 54.4）。

滤泡囊肿是单房的、X 线可透射的，也可变得非常大（比根尖周囊肿大得多），但是与恶性病变相比，皮质骨通常被保留。相反，增生的滤泡 <5mm，既不会使牙齿移位也不引起皮质骨增生。2~3mm 的滤泡通常被认为是正常的。

极少数情况下，黏液表皮样癌、造釉细胞瘤和鳞状细胞癌出现在滤泡囊肿壁上，因此建议切除滤泡囊肿。

萌出囊肿是一种小而软的含牙囊肿。它们经常自发破裂。在某些情况下，牙齿会被纤维组织覆盖而难以萌出。

根旁牙周囊肿很小，位于活髓牙牙根的侧方，通常在下颌尖牙和前磨牙区。葡萄状牙源性囊肿和它很相似，但葡萄状牙源性囊肿为多囊。

颊侧根分叉囊肿位于下颌第一、第二磨牙，经常出现牙齿晚萌。

腺牙源性囊肿［涎腺牙源性囊肿（GOC）］很罕见，但是表面与中央黏液表皮样癌很相似。特征包括上皮排列成环状，立方形嗜酸细胞，杯状细胞，纤毛细胞和黏液池，通常表达 p53 和 Ki67，可帮助诊断。GOC 刮除后可复发呈现出侵袭性。

表 54.1 主要的牙源性囊肿

类型	好发年龄	常见位置	常规治疗方法
含牙的	11~40 岁	较低的第三磨牙 上颌尖牙	摘除术或造袋术
萌出的	0~10 岁	前牙到恒磨牙	观察除非阻碍萌出
根尖的	21~40 岁	上颌前牙	摘除术
上皮剩余的	31~50 岁	上颌前牙	摘除术或造袋术

框表 54.1 颌骨囊肿

牙源性炎症	发育性的	非牙源性的	假性囊肿
颊侧根分叉囊肿	含牙囊肿	鼻腭囊肿	骨髓造血细胞缺陷
根尖肉芽肿	萌出囊肿		静止期骨囊肿
和囊肿	腺牙源性囊肿		创伤性骨囊肿
残余囊肿	根侧牙周囊肿		

摘自 Regezi JA. Odontogenic cysts, odontogenic tumors, fibroosseous, and giant cell lesions of the jTaws. Mod Pathol, 2002, 15 (3): 331–341

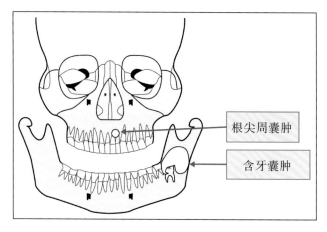

根尖周囊肿

含牙囊肿

图 54.1 牙源性囊肿

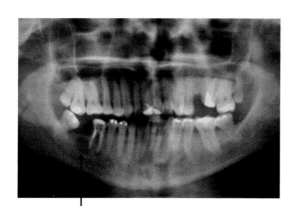

图 54.2a　根尖周囊肿和肉芽肿

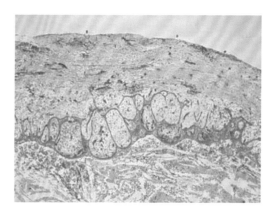

图 54.2b　根尖周囊肿

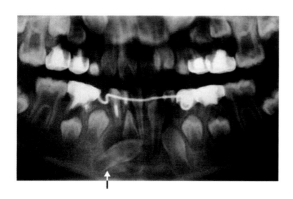

图 54.3　含牙囊肿

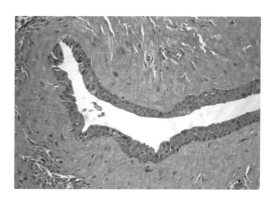

图 54.4　含牙囊肿鳞状上皮

第55章 颌骨疾病：牙源性肿瘤

牙源性的肿瘤是罕见的，通常无症状，通常在拍片时偶然发现。它们生长缓慢，在出现症状前会生长的很大，例如：

肿胀：有时会造成皮质骨穿孔。尽管有些牙源性肿瘤是扩大而不是破坏骨头，但也有可能局部侵袭周围的骨质。

疼痛：由于继发感染或病理性骨折。

治疗取决于肿瘤的类型，因为牙源性肿瘤可以是良性的或恶性的，可以摘除，保留下颌骨下缘的牙槽骨部分切除，部分切除，完全切除（表55.1）。

良性牙源性肿瘤

最常见的牙源性肿瘤是牙源性角化囊性瘤（图55.1），其次是牙瘤或成釉细胞瘤。

成釉细胞瘤多出现在下颌骨后部，典型表现是出现在20~50岁时的生长缓慢、无痛、单房或多房的肿物（在片子上呈现"肥皂泡"）与牙源性角化囊肿相比，成釉细胞瘤导致更多的颊舌向的膨胀和牙根的吸收，在X线和CT上很难区分（图55.2）。MRI可以提供帮助。

成釉细胞瘤曾被认为是良性的，但值得注意的是它会复发和转移。成釉细胞样上皮细胞组成的类上皮细胞排列作为外围层类似于星网状层的中心区域，存在两个主要组织学类型：

滤泡型包含细胞组成的孤立上皮岛（滤泡），丛状型包括交织链（图55.3）。选择边界清楚的成釉细胞瘤可通过保守的术式切除。

牙源性鳞状细胞瘤是罕见的，通常表现为无痛性肿胀和位于松动牙之间的X线透射区。它的症状和牙周炎很像，治疗选择保守切除。

牙源性钙化上皮瘤（Pindborg瘤，CEOT）很罕见，良性的肿瘤但具有侵袭性，侵袭性低于成釉细胞瘤，典型的组织学特征包括：

- 片状的多边形上皮细胞，在某些地方，以透明的细胞质（透明细胞）为特征
- 淀粉样物质
- 钙化物质呈同心圆样沉积

通常出现在下颌前磨牙和磨牙的区域内含阻生牙牙冠。CEOT呈透射影可见散在的钙化点，治疗选择保守切除。

牙源性腺样瘤是"10~30岁瘤"，大多是出现在人生的第2个和第3个十年，其中2/3的病例：

- 好发于女性
- 出现在上颌前牙区
- 常伴阻生牙（通常是尖牙）

片状和链状的上皮细胞排列成旋绕着的环状和管状结构，其中成釉细胞样细胞围绕均质的嗜酸性物质呈放射状排列。它呈现单房性边界清楚的透射影，常伴有点状钙化。治疗选择摘除术和刮除术，很少复发。

牙源性角化囊性瘤通常是单房的，但有扇贝形边缘，边界清楚的透射影，通常不累及邻牙（图55.4），为良性肿瘤，但具有局部破坏和复发的倾向。内衬有5~8层规则的复层角化鳞状上皮，无有上皮钉突（图55.5）。脱落的角蛋白通常在内腔，纤维壁较薄。选择手术治疗。

KCOT与染色体9 *PTCH* 基因突变有关。许多年轻患者KCOT提示有基底细胞痣（Gorlin-Goltz）综合征，一种常染色体显性疾病面中部发育不全，同时伴有面中部发育不全，额部肿块和前突，大脑镰钙化和骨骼异常。

牙源性黏液瘤在临床上和X线片上不能和成釉细胞瘤区分。

成釉细胞纤维瘤由岛状、长条状、顶芽状排列的成釉细胞样细胞，以及分散在类间充质

细胞组织中的星网状细胞组成。成釉细胞纤维瘤通常边界清楚，位于冠周，呈多房性透射影，伴有阻生牙，常位于下颌骨后部。

牙源性钙化囊肿（Gorlin囊肿）是颌骨前部最常见的囊肿，X线表现为单房性透射影。1/3的病例中，囊肿内含阻生牙。影细胞是一种体积较大的嗜酸性无核细胞，为牙源性钙化囊肿的显著特征。它偶尔会有侵袭性或复发。

牙瘤是一种"错构瘤"，含牙本质和牙釉质，出现在上颌或下颌，在牙槽骨区，常伴阻生牙，牙瘤分类：

组合性（组合型复质牙瘤）：在包膜内有多个小牙齿嵌入纤维结缔组织中，多个病损可见于Gardner综合征。

混合性（混合型复质牙瘤）：一个包含所有牙体组织的不规则团块（图55.6a~c）。

牙瘤通常出现在二十多岁，女性比男性更常见。它们具有与牙齿相似的特点：可生长或萌出，使邻牙移位或阻碍邻牙萌出。治疗牙瘤通常应局部切除。

成牙骨质细胞瘤是一种牙骨质的肿瘤，患病年龄通常在25岁以下。常与牙根融合（典型发病区是下颌骨前磨牙和第一磨牙）是一个边界清楚的阻射影伴有X线透射的边缘（图55.7，图55.8）。成牙骨质细胞瘤可能导致疼痛，这种疼痛使用NSAIDs（非甾体类抗炎药）治疗有效。牙骨质增生与之相反，无症状，光滑，结节较小，有窄的X线透射的边缘，与牙周膜间隙相连续。

恶性牙源性肿瘤

良、恶性分类见表55.1。

表 55.1　牙源性肿瘤

良性的	恶性的
牙源性上皮性肿瘤，不含牙源性外胚间充质成分	**牙源性癌**
成釉细胞瘤	转移的（恶性）成釉细胞瘤
牙源性鳞状上皮瘤	成釉细胞癌
牙源性钙化上皮瘤	骨内原发鳞状细胞癌
牙源性腺样瘤	牙源性透明细胞癌
牙源性角化囊肿（上文的牙源性角化囊性瘤）	牙源性影细胞癌
牙源性上皮性肿瘤，含外胚间充质性，伴或不伴牙齿硬组织形成	**牙源性肉瘤**
成釉细胞纤维瘤	成釉细胞纤维肉瘤
成釉细胞纤维牙本质瘤	成釉细胞纤维–牙本质肉瘤和成釉细胞纤维–牙肉瘤
成釉细胞纤维牙瘤	
牙瘤	
牙成釉细胞瘤	
牙源性钙化囊性瘤	
成牙本质影细胞瘤	
间充质和牙源性外间充质性肿瘤，含或不含牙源性上皮	
牙源性纤维瘤	
牙源性黏液瘤（黏液纤维瘤）	
成牙骨质细胞瘤	

摘自 World Health Organization. Classification of odontogenic tumors//International Statistical Classification of Diseases and Related Health Problems. Geneva, WHO, 2005

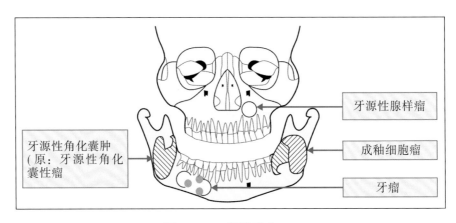

图 55.1 牙源性肿瘤

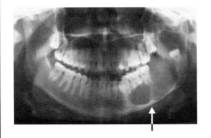

图 55.2 成釉细胞瘤
（实性多囊型）

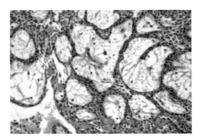

图 55.3 丛状型成釉细胞瘤
（20 倍）

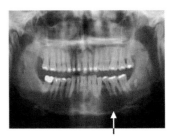

图 55.4 牙源性角化囊肿
（上文提及的牙源性角化囊性瘤）

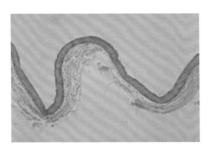

图 55.5 牙源性角化囊肿
（上文提及的牙源性角化囊性瘤）

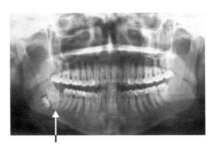

图 55.6a 混合性牙瘤

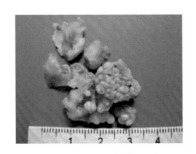

图 55.6b 混合性牙瘤

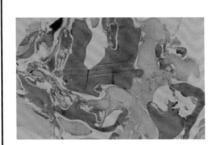

图 55.6c 牙瘤

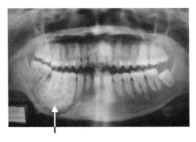

图 55.7 成牙骨质细胞瘤

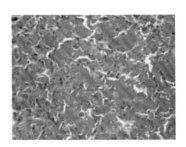

图 55.8 成牙骨质细胞瘤

第56章 颌骨疾病：骨疾病

一些颌骨疾病是"伪疾病"，例如未萌出的牙齿、骨髓缺损、Stafne骨缺损（静止骨囊肿）、骨硬化、上颌窦的假性囊肿和桥体下骨样增生。创伤性骨囊肿（单发的）来自创伤导致骨髓腔内出血，X线透射区以扇贝形边缘为特征，很少损害牙齿（图56.1a、b）。影响颌骨的骨疾病情况如下所述。

非肿瘤疾病

• 骨坏死：放射性骨坏死（ORN）和药物相关性颌骨化学性坏死［MROJ，以前是双膦酸盐有关的化学性颌骨坏死（BROJ）］分别是头颈部肿瘤放疗和抑制骨吸收性药物（尤其是静脉用药时）治疗引起的罕见并发症。上述治疗抑制了骨修复反应，此外，外科治疗（例如拔牙）可能促进了骨坏死。放射性骨坏死和药物相关性颌骨化学性坏死均表现为骨暴露、牙齿松动、溢脓，可能有疼痛和痿管。在DPT和CT上，早期病变表现为主要累及牙槽边缘的骨硬化、硬骨板增厚，以及愈合不良或不能愈合的拔牙窝。当骨坏死已形成，病变在平片和CT上表现为混合性骨硬化和骨溶解、死骨形成（图56.2）、骨碎片、病理性骨折和软组织肿胀。

骨坏死可以是自发性的，尤其是累及舌骨嵴的小面积骨坏死。

感染：如骨髓炎。

动静脉畸形。

中心性巨细胞病变（肉芽肿）内含细胞纤维组织，有多个出血灶和成簇的多核巨细胞，偶可见编织骨的骨小梁。多数无症状但少数有侵袭性，引起根吸收、疼痛、感觉异常和皮质骨穿孔（图56.3a、b）。

纤维骨性病变（见第57章）。

• 骨代谢紊乱：如软骨病，甲状旁腺功能亢进。

• 骨硬化病：一种由破骨细胞缺陷导致的罕见综合征，表现过多的骨钙化，引起像骨的X线阻射影和多发性骨折。并发症可能包括颌骨骨髓炎，尤其在下颌（10%）多见，还可有贫血、肝大、脑神经受压。检查包括X线照射和血液检查（低血钙和血清磷酸酶通常上升）。使用维生素D（骨化三醇）、伽马干扰素、促红细胞生成素和糖皮质激素的治疗会有所帮助。

肿瘤疾病

骨肿瘤（表56.1）。

尤文肉瘤是一种罕见的恶性圆形细胞肿瘤主要发病于年轻男性，影响骨骼和软组织，呈现为X线可透射的病变，伴有薄片状或"洋葱皮"样骨膜反应。

CD99（分化群99）标记为阳性。高达30%的患者在出现症状时肿瘤已经发生转移。局部病灶的化疗五年生存率高达80%，但如果转移了就只有1/3生存率。

朗格汉斯细胞组织细胞增生症（LCH）或肉芽肿病。组织细胞的疾病分为①树突细胞组织细胞增生症，②噬红细胞性巨噬细胞病，③恶性组织细胞增生症。LCH属于第一类，包含一系列的疾病。这些是罕见疾病，与骨髓来源的朗格汉斯细胞（组织细胞是被激活的树突状细胞和巨噬细胞）在骨髓中反应性增生有关（图56.4），有时在皮肤和其他器官，可以表现的像一种恶性疾病。

主要类别包括：

单一、不活跃的和慢性的、累及骨的——嗜酸性肉芽肿。

中间型，伴有多处骨损害，伴或不伴皮肤损害，特点是多病灶的、长期损害——经典的尿崩症、眼球突出和溶骨性病变三联征，即韩－薛－柯病。

急性暴发性累及骨和肝脏的广泛性多器官损害，如莱特勒－西韦病。

白血病：5 种白细胞中的任何一种都可能被白血病所影响。恶性白细胞功能失调（诱发患者感染），使其他细胞被挤出骨髓腔，所以经常没有足够的正常血细胞生成。因为红细胞生成受抑制会导致贫血，因血小板受抑制出血和瘀伤增加，白血病患者因此表现为贫血、瘀伤、出血和容易感染。

颌骨的病损包括疼痛、肿胀或感觉障碍。X线成像可证实溶骨性病变；扩大、粗糙的骨髓腔和骨小梁；牙槽骨破坏，骨硬板消失和接近发育中的牙囊；"洋葱皮"样骨膜反应。

骨髓增生异常综合征（MDS）：疾病以不正常的骨髓细胞生成和没有足够正常血细胞产生为特征，导致贫血、感染、大出血和瘀伤。MDS 在本质上是白血病前期，最终为白血病。

骨髓增殖性疾病（MPD）：疾病的特点是生成过量的前体（未成熟的形式）骨髓细胞。

浆细胞疾病：这些疾病（如多发性骨髓瘤）与生成过量的 B 淋巴细胞克隆及其抗体有关，可能影响到颌骨。影像学检查包括边界清楚的多处骨的透射影，未见边缘骨肥厚或不透明衬里（图 56.5a、b）。

再生障碍性贫血：与细胞前体缺乏有关（通常是红细胞）有关，是由于干细胞缺陷或骨髓环境损伤。

淋巴瘤：淋巴细胞的恶性疾病，淋巴瘤和其他癌症扩散到骨髓可以影响细胞生成，临床表现包括在骨内边界不清的透射影（图 56.5c）。

转移：原发性肿瘤最常见的转移位置是肾、肺、乳腺、结肠、前列腺和胃。转移到颌骨是罕见的，通常是下颌骨后部，典型症状出现疼痛、肿胀或感觉障碍。屡见不鲜的是牙齿的松动，颌骨病理性骨折，骨内病变，具有溶骨样、边界不清的透射影。图 56.1a 孤立性骨囊肿。

表 56.1 骨肿瘤

良性	恶性
软骨瘤	软骨肉瘤
成骨细胞瘤	骨肉瘤
骨软骨瘤	
骨瘤	

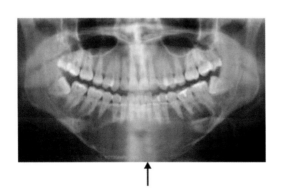

图 56.1a 孤立性骨囊肿

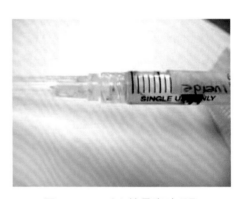

图 56.1b 孤立性骨囊肿吸取

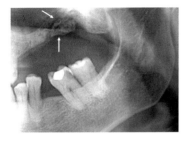

图 56.2　双膦酸盐相关性骨坏死（死骨）

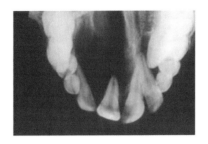

图 56.3a　巨细胞肉芽肿

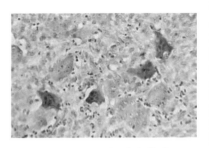

图 56.3b　巨细胞肉芽肿

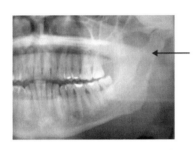

图 56.4　位于下颌支和髁突的朗格汉斯组织细胞增生症病损

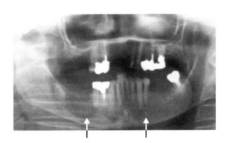

图 56.5a　多发性骨髓瘤（摘自 Bagan LY，Scully C. Medicina Y Pafologia Oral，2006）

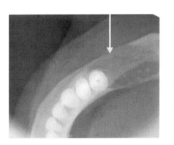

图 56.5b　多发性骨髓瘤的下颌骨骨折

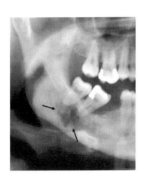

图 56.5c　淋巴母细胞淋巴瘤

第57章　颌骨疾病：纤维骨性病变

纤维骨性病变是一组疾病，以增生纤维基质替代正常骨，形成不同数量的编织骨骨针和类牙骨质物质为特征（框表57.1）。

骨的结构不良，牙骨质结构不良（COD），根尖周牙骨质或牙骨质结构不良（PCD）

骨的结构不良是一种纤维骨性病变，更常见于40~50岁的非洲女性，在活髓牙的根尖（根尖周型）呈现X线透射影和X线阻射影，可以是孤立的（局限型）或多象限的（广泛型）。这种病变通常累及下颌前牙，开始为界限清晰的X线透射的病损，逐渐变为中央区X线阻射，但仍可见X线透射的薄边缘，有助于与内生骨疣区别（特发性骨硬化）。病变无症状，在影像学上通常是偶然发现，受累牙齿是活髓（图57.1a~c）。广泛型COD主要发生在非洲女性，但通常影响三个或更多象限。骨扩张可能出现，病变可能会出现疼痛。骨囊肿会发展，有可能发展为骨髓炎。有时COD是孤立的病变与牙齿无关（局灶性牙骨质结构不良）。

COD具有自限性，因此治疗最好仅限于缓解活动性感染和局限性死骨形成引起的症状。广泛型COD病例，可能需要手术切除。

巨颌症

这个名字来自文艺复兴艺术中的天使丘比特（胖乎乎的男孩）形象，被一些人误称为小天使病（图57.2a~c）。下颌骨被过多的纤维组织替换，这些纤维组织通常在儿童发育成熟时吸收。很少导致过早丧失乳牙和恒牙不萌出。颌骨增大症是一种常染色体显性遗传病，与SH3BP2基因有关，与纤维结构不良几乎没有共同之处。

纤维结构不良

纤维结构（FD）是一个自限性的纤维骨性病变，由编码G蛋白的基因突变（GNAS1）所引起。FD通常只影响一个骨（单骨性的，约70%），但偶尔影响多个（多骨性的）。颌面部FD在颌骨任何部位都可能发生，但本质上是单骨性的，通常影响年轻人的上颌骨，虽然它有时会影响相邻骨骼（颅面部骨纤维异常增殖症），但很少跨越中线（图57.3a~d）。在FD中，骨会扩大，但形态保存下来，以此区别FD和肿瘤。CT很好地评估面部骨骼病变范围。FD病变从X线透射影到阻射影变化多样（通常是"毛玻璃样"），伴有界限不清的边缘，此特征有助于区别于其他病变。组织病理学显示编织骨直接由细胞纤维间质形成，融入邻近皮质板层骨（图57.3d）。

一般不需要治疗。使用双膦酸盐治疗有效，若出现严重畸形或神经压迫，则推荐手术。

纤维性骨营养不良综合征（McCune-Albright综合征）是FD骨骼病变伴皮肤色素沉着和内分泌病，女性的性早熟和男性的甲状腺功能亢进。

牙骨质增生

牙骨质增生是牙根的牙骨质沉积过多，由局部创伤、炎症、佩吉特病导致，或为先天性。

骨化性纤维瘤（牙骨质骨化性纤维瘤）

骨化性纤维瘤是通常是良性的，生长缓慢，无痛的骨肿瘤，通常是单骨性的，可见于20~

40岁患者的下颌骨后部，表现为X线透射影、阻射影，或两者混合影像，显微镜下呈现纤维骨性改变。在组织病理学上骨化性纤维瘤和局灶性COD是不容易区分的。青少年的骨化性纤维瘤是一种有侵袭性的变异型，见于15岁以下的男孩，具有快速生长的特点。

传统上，最初的治疗是手术摘除。对于复发的病例，则进行根治性切除。

佩吉特骨病

佩吉特骨病（Paget disease of bone，PDB）是一个进展型的纤维骨性疾病，影响骨骼和牙骨质，表现为无序的破骨细胞生成（破骨细胞的形成），这一过程依赖于两个细胞因子－巨噬细胞集落刺激因子（M-CSF）和受体激活剂NF-kB配体（RANKL），诱导基因表达的改变，可能通过诱导转录因子。肿瘤坏死因子（TNF）受体超家族激活核因子κB（NF-κB）和RANK（NF-kappa B受体激活剂），参与破骨细胞生成。

本病主要见于55岁以上的男性，有很强的遗传因素，有15%~20%的患者其一级亲属患有PDB。涉及的基因包括死骨片1基因（SQSTM1）。

在PDB中，骨重建是被打乱的，无序交替的骨吸收和骨沉积像马赛克样的"反转线"，常伴有严重的骨痛（图57.4）。

在病损早期，以骨质破坏为主（溶骨期），长骨弯曲，尤其是胫骨，病理性骨折，扩大或压扁的胸部和脊柱畸形。骨的血液供应增加可导致高输出量性心力衰竭。

后来，当疾病活动下降，骨沉积增加（骨硬化期）和骨扩大，伴渐进性增厚（在这两个阶段之间的是混合期）。

PDB通常为多骨性，可能侵犯颅骨、颅底、蝶骨、眼窝和额骨。上颌骨特别是在磨牙区域往往扩大，伴有牙槽嵴增宽。在病变早期，可以看到相对透射的大面积不规则区域（局限性骨质疏松症），但随后有X线阻射性增加，呈现出"棉花"样。缩窄的颅骨孔也可引起脑神经病变。高密度骨和牙骨质增生使拔牙很困难，并且易于出血和感染。

影像学、生物化学和组织病理学检查支持诊断。骨闪烁扫描显示局部区域有高吸收。血浆碱性磷酸酶和尿羟脯氨酸的含量增加，但血清钙和磷酸盐很少或没有变化。一般使用双膦酸盐来治疗，但降钙素也可能有所帮助。

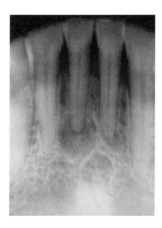

图57.1a 根尖周骨结构不良（早期）

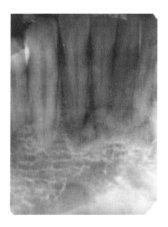

图57.1b 根尖周骨结构不良（成熟期）

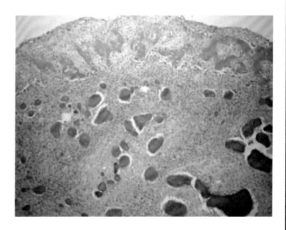

图57.1c 局灶性骨质结构不良的组织学表现

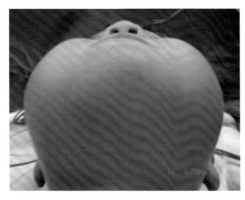

图 57.2a 颌骨增大症

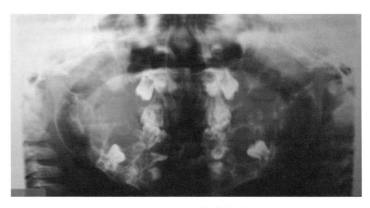

图 57.2b 颌骨增大症

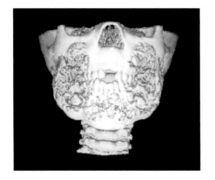

图 57.2c 颌骨增大症

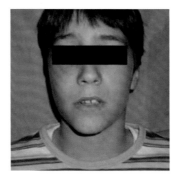

图 57.3a 纤维组织结构不良

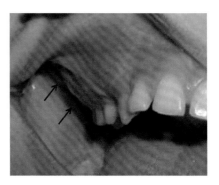

图 57.3b 纤维组织结构不良

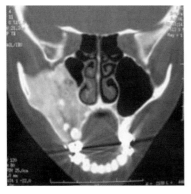

图 57.3c 纤维组织结构不良
CT 片

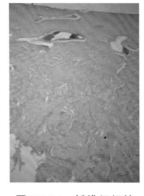

图 57.3d 纤维组织结
构不良

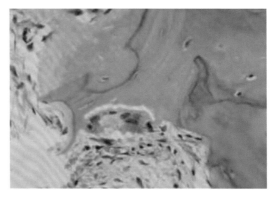

图 57.4 佩吉特病

框表 57.1 纤维骨性病变
牙骨质结构不良（骨的结构不良）
颌骨增大症
纤维组织结构不良
牙骨质增生
骨化性纤维瘤
佩吉特骨病

第 58 章　上颌窦疾病

鼻旁窦是颅骨致密部分中的含气空腔，内衬有纤毛黏膜，黏液通过开口（窦口）流到鼻腔。主要窦腔有额窦、筛窦、蝶窦和上颌窦。它们的主要疾病是炎症和肿瘤。本章着重于上颌窦。

窦　炎

定义：窦黏膜的炎症（也包括鼻部）。窦炎最常影响筛窦，然后引起继发性上颌窦炎。作为窦炎的继发疾病，蝶窦炎不常见于 5 岁以下儿童，额窦炎不常见于 10 岁以下儿童。上颌窦炎通常分为急性和慢性窦炎，表 58.1 展示了窦炎的分类。

患病率（近似）：很常见，患病率 15%~20%。

易患病年龄：任何阶段。

易患病性别：男女相同。

发病机制：纤毛损坏，如接触烟草烟雾；当窦口阻塞使黏膜纤毛的清除受损，如过敏或传染性鼻炎、异物、息肉；鼻窦气压的变化可能引起疼痛，如来自窦口阻塞，黏液分泌增加，气压变化（如飞行或潜水）（框表 58.1）。

细菌是最常见的病因，下面是相关致病菌：

• 在急性窦炎中，可见肺炎链球菌、流感嗜血杆菌、卡他莫拉菌（儿童）、金黄色葡萄球菌。

• 在慢性窦炎，也可见厌氧菌，尤其是卟啉单胞菌（拟杆菌）。

• 在某些情况下，可能会发现革兰氏阴性或阳性的细菌，尤其是长期气管插管后，和 HIV/AIDS 患者。在许多免疫功能受损者，真菌（毛霉、曲霉属真菌或其他）可能参与，在囊性纤维化中，铜绿假单胞菌、鲍氏不动杆菌和肠杆菌往往参与其中。

诊断特征

病史：症状包括流鼻涕（鼻溢液或后鼻滴漏），鼻子堵塞，感觉肿胀的鼻子或鼻窦，耳朵症状，咬合或俯身时牙痛加重，口臭，头痛、发热、咳嗽、不适等（表 58.2）。慢性窦炎的症状通常不太严重。

临床特征

可能会有鼻甲肿胀，红斑和充血；黏液；窦压痛；过敏性黑眼圈（眼周的黑晕），咽红斑、耳炎等。

根据病史，以及窦压痛和投照浑浊进行诊断。内窥镜引导下中鼻道拭子，或窦穿刺帮助对感染物质进行取样以确定致病微生物。

CT 是诊断慢性窦炎的标准（图 58.1a、b），但与上呼吸道感染较难区分。窦的阻射影像在六岁以下儿童是难以评估的，因为在 6 岁以下的儿童中，多达 50% 的儿童可见窦的阻射影。

在成人，窦的阻射影可能是由于黏膜增厚，但是液平面是更明显的提示。MRI 可能会有帮助。

在复发性或顽固的窦炎患者，真菌感染（图 58.2）、囊性纤维化和免疫缺陷可能需要排除。

治　疗

约 50% 的急性窦炎可自发缓解，但常使用镇痛剂，当症状持续或有脓性分泌物时，可能需要其他治疗。鼻内使用类固醇有效，但研究尚不能肯定这一点。抗组胺药用于明显的过敏症状。口服解充血药有帮助，但仅可使用 3~7d，再使用可能会引起反弹和药物性鼻炎。愈创甘油醚可以帮助清除分泌物。缓冲盐水灌洗可以帮助清理分泌物。热蒸汽可能会有所帮助。

在急性窦炎中，抗生素至少需要 2 周，阿莫西林（或氨苄西林或阿莫西林拉维酸钾），四环素类（如多西环素），或克林霉素，或喹诺酮类（如环丙沙星）。慢性窦炎使用如功能性内窥镜鼻窦手术（FESS）引流效果最佳，加上抗生素（甲硝唑和阿莫西林，克林霉素或头孢菌素）至少3周。开放性操作包括经典的 CaldwellLuc 手术不太常用。

肿 瘤

定义：通常是鳞状细胞癌。

患病率（近似）：罕见。

易患病年龄：老年人。

易患病性别：男性＞女性。

发病机制：暴露于木粉、镍、铬、多环碳氢化合物，黄曲霉素和氧化钍胶体（二氧化钍用于表盘绘画）与之关系密切。

诊断特征

这些肿瘤可一直生长到晚期才被发现。当它们累及三叉神经的分支引起上颌疼痛。当肿瘤逐渐增大，由增大引起的症状和相邻组织浸润愈加明显，例如口内牙槽骨膨隆，腭部或唇颊沟溃疡；脸颊肿胀，单侧鼻塞常与血性分泌物有关；阻塞鼻泪管引起溢泪，脸颊感觉减退或麻木；入侵眼眶带来眼球突出和眼肌麻痹，累及咀嚼肌引起牙关紧闭症。

内窥镜检查，影像学（图58.3），磁共振成像，活检可确定诊断。

治 疗

通常选择手术（上颌骨切除术）和放射化学疗法相结合来治疗。

预后差，5年生存率小于30%，尤其是发现肿瘤时较晚。

表 58.1 窦炎的分类

窦炎的类型	持续时间
急性的	7d 至 4 周
亚急性的	4~12 周
复发性急性	每年大于 4 次急性发作
慢性	大于 12 周
慢性急性发作	慢性突然加重后恢复原状

摘自 The Rhinosinusitis Task Force Committee Meeting. Otolaryngology Head and Neck Surgery, 1997, 17: S1-68.

表 58.2 窦炎

位置	疼痛部位	其他特征
上颌的	颊和（或）上颌牙	窦腔外有压痛感
额前的	在额窦	鼻子两边有压痛感
筛骨的	两眼之间	嗅觉缺失症，眼睑肿胀
蝶骨的	耳，颈部，头的顶部或中央	—

框表 58.1 诱发窦炎的因素

过敏性（血管舒缩的）鼻炎和鼻息肉

病毒性上呼吸道感染（URTI）

潜水或飞行	鼻腔或窦腔异物
上颌后牙的根尖周感染	口腔上颌窦瘘
长时间气管插管	

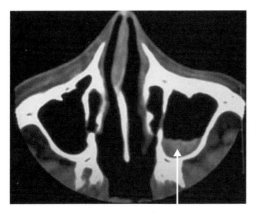

图 58.1a　CT 显示窦炎

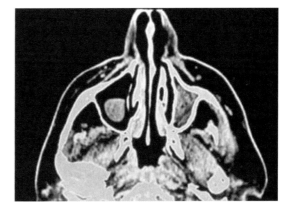

图 58.1b　CT 显示窦息肉（右边）和细菌性窦炎（左边）

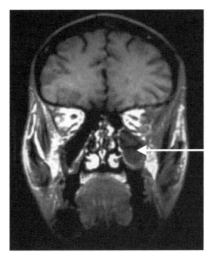

图 58.2　MRI 显示窦内曲霉病

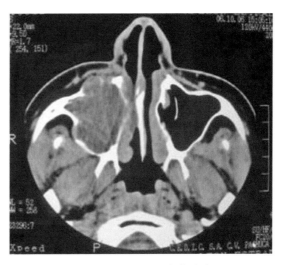

图 58.3　CT 显示窦内肿瘤

第59章 口 臭

定义：口腔恶臭或口臭是描述任何讨厌的呼吸气味。术语分类如表59.1所示。

患病率（近似）：多达30%的总人口。

易患病年龄：成年人。

易患病性别：男性 > 女性。

发病机制：常见于刚睡醒时（早晨的呼吸），饥饿时，与多种食物和习惯也有关，但随后即消失，几乎不明显。

臭气来源于口腔，主要来自口腔卫生不良（图59.1），溃疡或感染（图59.2），大约85%的患者受此影响（框表59.1）。

口臭源自微生物的活动；厌氧菌例（如舌背的普氏菌属和 *Solobacterium moorei*）与口臭关系密切。导致口臭的臭味物质主要在口腔内产生，常通过微生物的相互作用以及与特定底物的生物转化作用，形成易挥发的硫化物；硫化物（VSCS，如硫化氢、甲硫醇）、吲哚类（色胺和粪臭素）、多胺（腐胺、尸胺）。短链脂肪酸（如戊酸酯、丙酸和丁酸）也可能出现。

口臭很少是口外原因引起的（框表59.2）。

诊断特征

第一步是决定是否存在恶臭，通常通过感官评估呼出的空气。临床医生闻到从嘴和鼻子呼出的空气。

单从鼻子检测出的恶臭（患者闭着嘴呼吸）很可能源自鼻子、鼻窦、扁桃体、呼吸道和胃肠道。对臭味的更加客观的评估方式（气相色谱法；口气测量仪监控硫化物）是昂贵的和消耗时间的。

如果初次检查没有检测出臭气，在两个不同的日子再一次重复评估。

之后，如果仍然没有检测到臭气，则认为患者被认为有伪口臭。如果存在恶臭，则应该确定原因（图59.3，表59.2）。

治 疗

吸烟、药物和食物，这些可能与气味相关的因素应该避免。在大多数患者中，治疗是针对减少食物残渣和产生异味的口腔细菌，通过治疗口腔/牙科疾病，通过刷或刮来减少舌苔（图59.4a、b），使用抗菌牙膏和（或）消毒漱口水清洁牙齿来治疗。

咀嚼口香糖、西芹、薄荷、丁香或茴香种子，使用有专利的口气清新剂，可暂时遮掩令人不悦的气味。

对于顽固性病例，经验上甲硝唑可消除未明确的厌氧感染。由口腔外的因素导致的口臭，可通过治疗其潜在疾病（框表59.2）以去除，可能需要专业医师协助。

框表 59.1　引起口臭的口腔内主要因素

菌斑相关的牙龈病和牙周炎

溃疡

唾液分泌过少

舌苔

牙齿矫治器

牙齿感染

骨感染

框表 59.2　引起口臭的口腔外主要因素

呼吸系统

消化系统

代谢紊乱

药物

精神性的原因

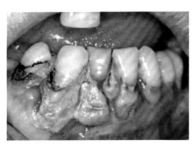

图 59.1　慢性牙周炎和大量牙结
石积存

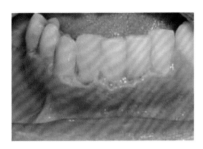

图 59.2　急性坏死性溃疡性龈炎
具有很明显的臭味

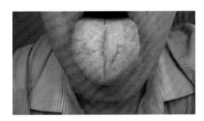

图 59.4a　舌苔

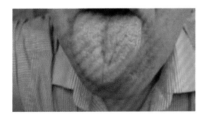

图 59.4 b　刮除刷完后的舌苔

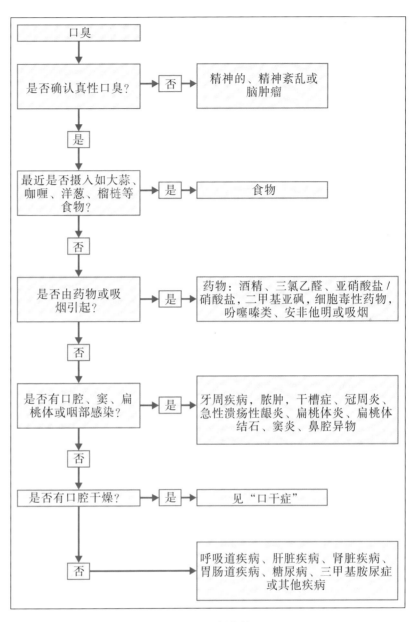

图 59.3　口臭诊断

表 59.1　与口臭有关的术语

术语	定义
口臭	任何令人不愉快的呼吸恶臭
真性口臭	有呼吸恶臭的客观证据 生理性（瞬间）呼吸恶臭，如早晨的呼吸 病理性呼吸恶臭
假性口臭	没有呼吸恶臭的客观证据
口臭恐惧症	尽管缺乏呼吸恶臭的客观证据但患者还是坚持认为有口臭

表 59.2　口臭的诊断顺序

医学专业	常见的疾病和发病诱因	诊断技术
牙科学	脓肿 食物嵌塞 牙龈炎 肿瘤 牙周炎 口腔卫生不良 舌苔 溃疡	体格检查 牙菌斑和牙龈出血指数 牙周探诊深度 根尖片 呼吸硫化物定量（1）
耳鼻喉科学 / 肺病学	上呼吸道 窦炎 窦的恶性肿瘤 腭裂 鼻内异物 鼻的恶性肿瘤 扁桃体结石 扁桃体炎 咽部恶性肿瘤 下呼吸道 肺部感染 支气管炎 支气管扩张 肺恶性疾病	体格检查 窦的 X 线片 / 内窥镜 微生物检查 计算机断层扫描（1） 磁共振成像（1） 鼻涂片检查（1） 胸腔 X 线片 支气管镜检查（1）
消化系统	赞克氏憩室 外源性十二指肠梗阻 幽门狭窄 胃瘘 幽门螺杆菌 肝硬化（恶臭肝螺杆菌） 食管憩室 胃食管反流疾病 恶性肿瘤	体格检查 腹部 X 线平片 钡剂造影检查 ¹³C 呼吸尿素检查 内窥镜检查（1） 转氨酶水平 病毒性肝炎血清学 肝脏超声检查
内分泌学	胱氨酸病 糖尿病（未受控制的糖尿病患者具有丙酮样气味） 高甲硫胺酸血症 三甲基胺尿症（鱼腥症）	体格检查 葡萄糖耐量实验 血糖 酮化合物测定 尿液中三甲胺水平（1） 甲硫氨酸血症测定（1）
肾病学	肾功能不全（最后阶段） 尿毒症肾衰竭的呼吸	体格检查 尿毒症和含氮的化合物的水平 呼吸二甲基量和三甲基胺含量测定（1）
神经精神病学	嗅觉幻觉综合征（假性口臭） 单症状的疑病性精神病 颞叶癫痫 间歇性幻嗅觉 精神分裂症	特定的神经系统评估 特定的精神病学评估 体格检查

（1）辅助诊断技术作为次要选择

第60章 人类免疫缺陷病毒感染和艾滋病

定义：一种反转录病毒感染导致严重的CD4 T淋巴细胞缺陷和机会性感染（艾滋病）。病毒主要有两种：HIV-1是迄今为止最常见的，HIV-2主要来自西非传播。获得性免疫缺陷综合征（AIDS）这个术语仅用于当CD4细胞计数下降到<200细胞/μL时（美国疾病控制和预防中心）。

然而，世界卫生组织（WHO）的AIDS病例定义包括以下标准：

无原因的10%体重下降或恶病质，伴腹泻或发热，或者两者兼有，间歇性或持续至少一个月，并非是由与HIV感染无关的疾病而造成。

• 隐球菌性脑膜炎

• 肺结核，肺部的或肺外的

• 卡波西肉瘤

• 足以阻碍独立的日常活动的神经损伤，无原因的导致与艾滋病毒感染无关状态。

• 念珠菌病（食道的）

• 临床诊断肺炎，生命受到威胁或反复复发，有或没有明确病因。

• 宫颈癌（侵袭性）

患病率（近似）：在2007年，估计有3320万人感染艾滋病毒，250万人成为新的感染者，210万人死于艾滋病，50%的人口在非洲南部被感染。

易患病年龄：成人或儿童。

易患病性别：女性＝男性。在世界范围内，男男性行为者也较常见（MSM）。

发病机制：HIV感染CD4细胞受体（T辅助淋巴细胞和脑胶质细胞），导致其功能失调和死亡，产生逐渐加重的免疫功能缺陷和痴呆（图60.1）。

防御功能受损，尤其是对真菌、病毒、分枝杆菌和寄生虫的防御。经过长时间的潜伏期后，其（HIV病）临床症状出现，伴有肿瘤、感染以及其他特征。

HIV存在于艾滋病毒感染者的组织和体液（包括血液和唾液）中，有传染性风险。

诊断特点

病　史

口腔的：急性HIV感染可引起发热、不适、淋巴结病、肌痛（类似腺热病）。HIV感染在此之后通常无临床症状，可持续多年，直到症状出现（HIV疾病），然后AIDS最终出现，伴随着严重的感染和肿瘤。

口外的：体重下降（"苗条"病）和腹泻。

临床特点

口腔的：念珠菌病（图60.2）和毛状白斑（图60.3）是最常见的，但是其他的病变也可能会看到（表60.1）。

HIV/AIDS患者的口腔溃疡可能由下列因素引起：阿弗他样溃疡；感染（主要是疱疹病毒或坏死性牙龈炎和牙周炎，偶尔有分枝杆菌、梅毒、罗卡利马体、组织胞浆菌、隐球菌、利什曼虫）或恶性疾病（主要是卡波西肉瘤或者非霍奇金淋巴瘤）。

口外的：可见感染和肿瘤（表60.2）

鉴别诊断：其他免疫缺陷，尤其是白血病。

辅助检查

咨询后，HIV血清测试是强制的。发生血清转化，通常在30~50d内。酶联免疫吸附试验（ELISA）是对HIV抗体p24的主要测试，但必须重复，需要经蛋白质印迹验证。错误的测试反应是罕见的。RNA是一个检测HIV病毒载量的指标（每单位血液中的HIV病毒复制数）。

血液测试：CD4细胞计数<500/μL提示免疫抑制。CD4+淋巴细胞计数<200提示即将发

生机会性感染，也是开始进行抗微生物化学预防的信号。

治 疗

医学的：抗反转录病毒疗法（ART）可以延长寿命，包括：

核苷反转录酶抑制剂（NARTI）：

- 齐多夫定（AZT）
- 地达诺新（DDI）
- 扎西他滨（DDC）
- 拉米夫定（3TC）

非核苷反转录酶抑制剂：

- 奈韦拉平

蛋白酶抑制剂：

- 沙奎那韦
- 利托那韦
- 茚地那韦

整合酶抑制剂：

- 雷特格韦

融合抑制剂：

- 恩夫韦地
- 马拉维若

结合 ART（CART）增加了预期寿命。蛋白酶抑制剂（PIs）和反转录酶抑制剂一起应用作为高效抗反转录病毒治疗（HAART），这种疗法可减少感染，延长寿命。严重的疾病例如卡波济肉瘤可自发缓解，但由于药物作用导致的疾病甚至多于 AIDS 本身。然而，HAART 所带来的免疫状态改善，可能会引起短暂的看似矛盾的免疫炎症反应，称为免疫重建炎性综合征（IRIS），以及某些感染（如带状疱疹和由 HPV 引起的疣）增加。口腔病变主要包括大唾液腺肿胀、念珠菌病、唇疱疹、坏死性牙周炎、口腔干燥，毛状黏膜白斑，口腔溃疡。

预 后

不可避免的过早死亡。抗 HIV 疫苗还在初期阶段。

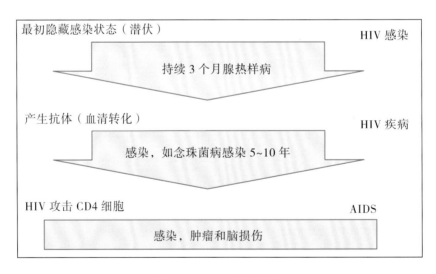

图 60.1　HIV 感染进程

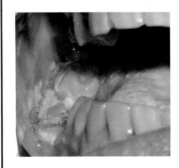

图 60.2　念珠菌病

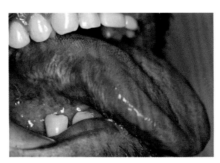

图 60.3　毛状白斑

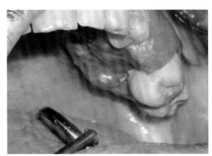

图 60.4　HIV 疾病中的淋巴瘤

表 60.1　HIV 疾病的颌面部疾病

致病因素		主要病例	临床表现
感染	病毒的	EB 病毒	溃疡、淋巴瘤（图 60.4），毛状白斑（图 60.3）
		单纯疱疹	
		带状疱疹	溃疡（图 60.5）
		卡西波肉瘤相关疱疹病毒	溃疡，疼痛
		人乳头瘤病毒	卡西波肉瘤（图 60.6a、b）
	真菌的	曲霉属真菌	乳头瘤或疣（图 60.7a、b）
		念珠菌（图 60.2）	
		荚膜组织胞浆菌	白色或红色病变，溃疡
	细菌的	结核分枝杆菌	肿块
		非结核分枝杆菌	溃疡、肿块、淋巴结病
		牙周菌群	溃疡、肿块、淋巴结病
	原生虫	利什曼虫	坏死性牙龈炎和牙周炎
			溃疡，肿块
自身免疫的		阿弗他样溃疡（图 60.8）	
		唾腺肿胀（图 60.9），例如，源于弥散性浸润性淋巴细胞增多综合征（DILS）*，多个淋巴上皮囊肿	
		口腔干燥	
其他		多形性红斑	
		剥脱性唇炎（图 60.10）	
		面瘫	
		色素过度沉着	
		味觉障碍	
		三叉神经痛	

* 包括唾液腺、肺、肾脏和胃肠道

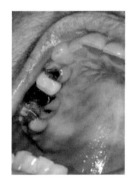

图 60.5　疱疹样溃疡

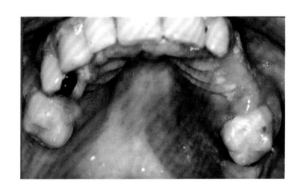

图 60.6a　卡波西肉瘤

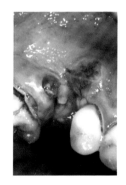

图 60.6b　卡波西肉瘤

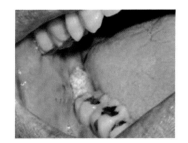

图 60.7a　人类乳头瘤病毒感染

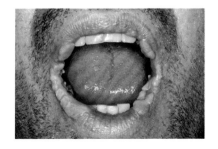

图 60.7b　人类乳头瘤病毒感染（尖锐湿疣）

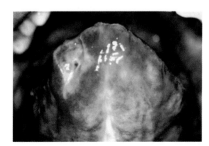

图 60.8　阿弗他样溃疡

表 60.2　HIV 疾病的口外部病损

致病因素		主要举例	临床表现
感染	病毒的	巨细胞病毒	眼，传染性
		EB 病毒	淋巴瘤
		单纯疱疹	肛周的，传染
		带状疱疹	带状疱疹
		卡波西肉瘤相关疱疹病毒	卡波西肉瘤
		人乳头瘤病毒	乳头瘤或疣
	真菌的	曲霉属真菌	
		念珠菌	念珠菌病（食管、支气管或肺）
		荚膜组织胞浆菌	传染
		球孢子菌病	
		隐球菌病	传染
		卡氏肺孢子虫（卡式）	脑，传染性肺炎
	细菌的	隐孢子虫病	胃肠道
		等孢球虫病	
		结核分枝杆菌	呼吸道和传染
		非结核分枝杆菌	呼吸道和传染
	原生虫	利什曼虫	皮肤
		弓形虫	脑
其他自身免疫的	紫癜		
	腹泻		
	疲乏		
	发热		
	淋巴结病		
	萎靡		
	脾大		
	血小板减少症		
	消耗		
	体重减轻		

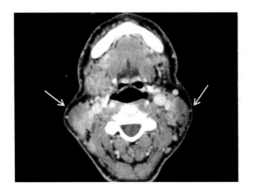

图 60.9　唾液腺肿胀（淋巴上皮囊肿）

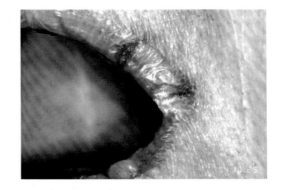

图 60.10　剥脱性唇炎